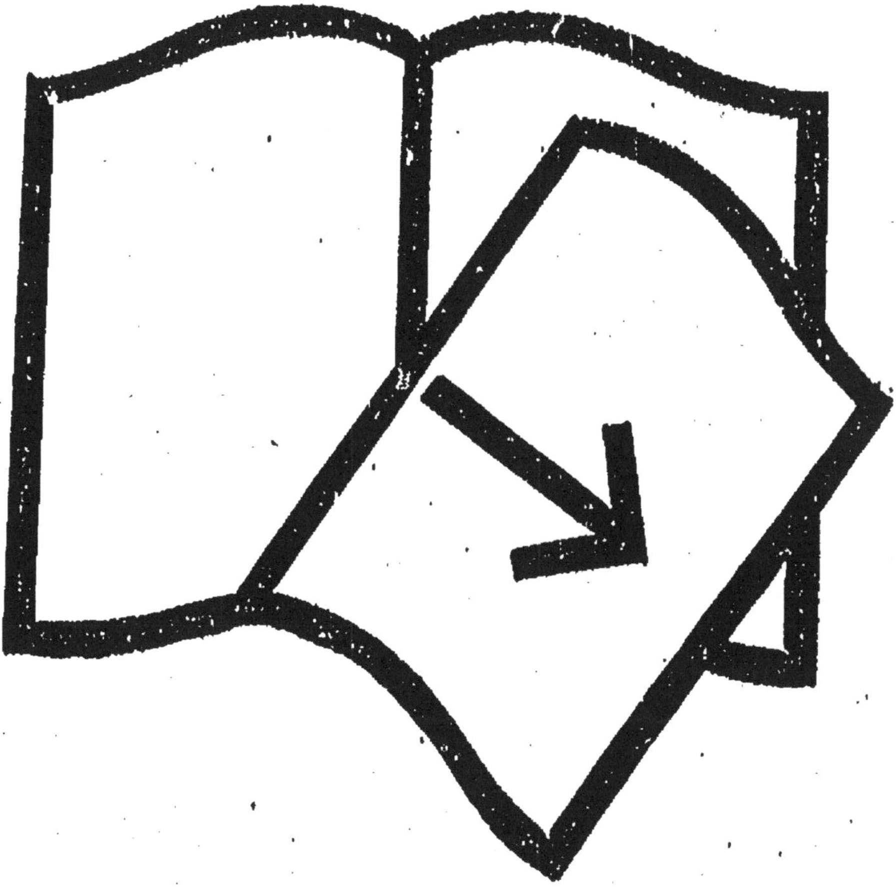

Couvertures supérieure et inférieure
manquantes.

HYGIÈNE

ET

MÉDECINE JOURNALIÈRES.

DU MÊME AUTEUR (Volumes)

(Envoi *franco* contre mandat adressé à Dentu, place Valois.)

Les *Propos du Docteur* (324 p.) prix . . . . . . 3 fr. 50

Les *Odeurs du corps humain* (124 p.) prix . . 2 fr. »

Les *Maladies épidémiques* (175 p.) prix . . . . 1 fr. »

Hygiène de la Beauté (300 p.) cartonné . . . . 4 fr. »

L'Alcoolisme (300 p.) cartonné . . . . 3 fr. 50

Hygiène de l'Estomac (400 p.) cartonné . . . . 4 fr. »

Hygiène du Travail (300 p.) cartonné. . . . . 4 fr. »

La *Santé par l'Exercice* (200 p.) cartonné. . . 2 fr. 50

Misères nerveuses (324 p.) cartonné . . . . . 3 fr. 50

L'Hygiène des Sexes (320 p.) cartonné . . . . 4 fr. »

Formulaire de médecine (650 p.) cartonné . . . 5 fr. »

Hygiène des Riches (360 p.) cartonné . . . . . 4 fr. »

La *Lutte pour la Santé* (340 p.) cartonné . . . 3 fr. 50

Précis d'Hygiène pratique (452 p.) (en collab.) 5 fr. »

Le *Traitement du Diabète* (128 p.) cartonné. . 3 fr. »

HYGIÈNE & MÉDECINE

JOURNALIÈRES

CAUSERIES POUR TOUS

PAR

Le Docteur E. MONIN

SECRÉTAIRE GÉNÉRAL DE LA SOCIÉTÉ FRANÇAISE D'HYGIÈNE

CHEVALIER DE LA LÉGION D'HONNEUR, OFFICIER DE L'INSTRUCTION PUBLIQUE

> « Dans la voie d'ordre, de paix,
> « d'amitié et de justice, dans laquelle
> « entre, avec tant d'ardeur et de con-
> « fiance, l'humanité entière, la méde-
> « cine et l'hygiène sont destinées à
> « un grand rôle. » PRISSE.

PARIS

E. DENTU, ÉDITEUR

LIBRAIRE DE LA SOCIÉTÉ DES GENS DE LETTRES

3, PLACE DE VALOIS, PALAIS-ROYAL

1893

Tous droits réservés.

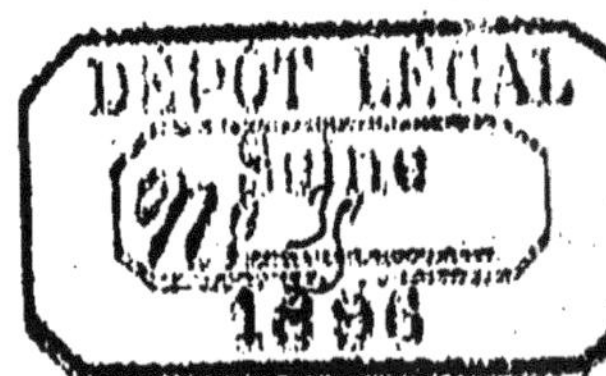

PRÉAMBULE

En offrant à mon indulgent public ce volume de causeries sans prétention, je ne veux pas rééditer ici une profession de foi, connue de tous ceux qui me font l'honneur de suivre mes écrits. On a bien voulu reconnaître, déjà, qu'ils n'appartenaient point à cette catégorie d'ouvrages de médecine populaire « rédigés par la médiocrité à l'usage de l'ignorance »; qu'ils étaient, surtout, destinés à compléter l'instruction générale des gens du monde et s'adressaient à cette élite d'esprits cultivés, faite tous les jours, de plus en plus nombreuse, par les progrès de l'enseignement en notre pays.

« Il faut voir la nature, et non l'apprendre, » disait Bichat. Bien que la vérité excite, d'ordinaire, peu d'enthousiasme, je me suis efforcé de montrer à tous l'hygiène en action et de faire entrevoir aussi la thérapeutique, son indispensable corollaire. La sincérité des idées émises dans ces causeries tient surtout à ce que l'anatomie et la physiologie leur servent toujours d'ossature, de charpente invisible. Loin de nous cette vulgarisation cauteleuse et falote, touffue de digressions sans nombre, veuve de toute inspiration méthodique ! La science ayant cédé ses certitudes aux sujets traités, je crois seulement devoir en relever le style par le piment de l'anecdote ; le désaffadir en le saupoudrant, çà et là, d'un grain de sel littéraire...

J'ai gardé le culte de la tradition, parce que je l'envisage comme intimement rivé au progrès de l'art : la médecine (malgré ses ambitieuses prétentions à devenir une science) ne saurait échapper aux nécessités de cette loi. Or, n'oublions pas cette vérité, émise par Albert Dürer : Si les secrets des arts se perdent facilement, il faut beaucoup de temps et de peine pour les retrouver!

Dans la marche éternelle de l'esprit humain vers la vérité, rien n'est certain, sinon que tout est incertain. Les théories ne sont que des oasis agréables, mais transitoires, tandis que le sable nous montre, au moins, la trace des voyageurs, nos devanciers, et les empreintes du chemin parcouru... C'est pourquoi, celui qui étudie les écrits traditionnels avec réflexion et zèle y découvrira, dans le court espace de sa vie, plus de lumineuses vérités que s'il avait, comme le disait Rhazès, couru pendant mille ans chez des malades (1).

----

1. *Rhazès*, cité par Gérard de Crémone (Titre IV, v. 22).

Le plan de ces causeries n'a, évidemment, rien de didactique ni de dogmatique. J'y passe en revue, successivement, l'hygiène des saisons et le traitement des principales affections que l'on peut rattacher aux constitutions saisonnières ; je commente ensuite les vérités les plus essentielles touchant l'hygiène de la première enfance ; et je termine, enfin, par l'étude succincte de quelques maladies générales, en insistant surtout sur les maladies de l'estomac, dont la fréquence inusitée, à notre époque, a, depuis longtemps déjà, passionné notre pratique particulière.

J'ai dit, tout à l'heure, que j'ai désiré surtout *faire voir la nature*, montrer l'hygiène et la médecine agissantes et non théoriciennes. Pour atteindre ce but, je me suis toujours efforcé d'exhiber la causalité morbide émergeant ordinairement des infractions faites à l'hygiène individuelle. Rien de plus indispensable, pour la cure radicale des maladies, que cette recherche incessante des causes. Personne ne s'aviserait, pour assainir l'un des bassins de notre France, de désinfecter le fleuve (Seine, Loire, etc.) qui lui donne son nom, au moment où ce fleuve va s'emboucher dans la mer ! C'est pourtant là le travail auquel se livrent la plupart des thérapeutes de symptômes, qui, au lieu de remonter aux sources des maladies, combattent une simple résultante et laissent, tranquillement, subsister la causalité morbide. Le poète qui a dit « *felix qui potuit*, etc. », a tracé, je crois, la meilleure devise et la plus énergique définition de la science biologique.

Dr E. MONIN.

Paris, 40, rue du Luxembourg.

Le 1er Janvier 1893.

HYGIÈNE ET MÉDECINE

JOURNALIÈRES

PREMIÈRE CAUSERIE

L'HYGIÈNE DU PRINTEMPS

Le mouvement de réveil de la nature et de répullulation vitale, qui s'opère pendant les mois de germinal, floréal et prairial, se caractérise, au point de vue de l'hygiène, par une excitation, plus ou moins vive, de notre machine organique. Cette excitation provient surtout des modifications qui s'opèrent dans la composition de l'air atmosphérique. Rafraîchi, renouvelé, vivifié par l'oxygène que lui déverse la végétation naissante, l'air du printemps excite, en nous, une respiration plus rapide et plus complète; le conflit entre l'oxygène et le

globule rouge du sang, conflit d'où provient
(on le sait) toute la vie animale, s'effectue plus
parfait. Comme conséquences, l'énergie de la
circulation augmente, la digestion se facilite,
l'assimilation s'active, le corps est plus vigoureux ; le moral, qui n'est que le physique re-
tourné, se met au diapason de l'organisme :
l'intelligence est augmentée, l'esprit devient
plus léger, plus vif, plus alerte. « On est toujours plus homme au soleil du printemps ! »
(Byron.)

Ces modifications, que tous nos lecteurs ont
ressenties, sont surtout évidentes lorsque le
printemps est sec, et lorsque les larmes du ciel
(comme disent les poètes) n'accompagnent pas,
en trop grand nombre, les premiers sourires
de la nature renaissante. L'excitation générale
que le printemps produit sur nos organes
prédispose aux hémorragies (saignements de
nez, crachements de sang, congestions aux
poumons et au cerveau), à cause de l'activité
imprimée par la]saison aux organes circula-
toires. C'est pour cette raison, également,
que les mois d'avril et de mai sont singu-

lièrement funestes aux personnes qui souffrent de maladies chroniques, aux poitrinaires
par exemple. Les souffrances de ces malades
s'exaspèrent et se compliquent, pendant le printemps, véritable coup de fouet pour tous les actes
morbides. Nous verrons aussi que le printemps
est, par excellence, la saison des fluxions de
poitrine; c'est surtout de cette complication
inflammatoire que meurent, à ce moment, les
phtisiques; des lésions aiguës se greffent sur un
état chronique plus ou moins avancé; voilà la
raison principale pour laquelle le *maximum* de
la mortalité tuberculeuse s'établit au printemps,
à l'inverse de ce qu'ont chanté les lugubres
poètes de la chute de feuilles.

A propos des poètes, il faut dire que si le
printemps fait leur joie, il n'en est pas de même
pour le commun des mortels. Point de saison
plus perfide, au point de vue des maladies,
surtout à cause des variations soudaines de
température et des vicissitudes météoriques
qui le caractérisent! Il y a, parfois, un écart de
dix degrés centigrades, entre la température de
l'air extérieur et celles de nos habitations. De

plus, les soirées sont très fraîches ; les nuits sont souvent semées de gelées blanches. Aussi ne faut-il pas se laisser tromper par les premières chaleurs, ni se dévêtir de ses habillements d'hiver. Le vieux proverbe : « En avril, n'ôte pas un fil » est très vrai : il faut le suivre ; ne point quitter son pardessus, se tenir les pieds chauds, surtout le soir ; on évitera ainsi la suppression brusque, par le froid, de la transpiration cutanée, qu'ont ramenée les premières tièdeurs de germinal. Conserver ses vêtements d'hiver, voilà le plus sûr moyen pour fermer les portes de l'organisme au coryza, aux rhumes et aux angines, qui ne guettent que l'occasion pour entrer chez vous à cette époque de l'année.

Il faut également craindre l'action du soleil, à laquelle la peau n'est plus accoutumée.

Les « coups de soleil » au visage et les migraines les plus pénibles résultent souvent de l'exposition imprudente de la tête nue aux premiers rayons solaires.

De même, les démangeaisons de la peau de la face, et son exfoliation farineuse proviennent souvent de cette cause, chez les personnes dont la peau est fine et la constitution prédisposée aux maladies dartreuses. Ces poussées légères à la peau s'accompagnent, parfois, d'embarras gastrique et de dégoût des aliments, nécessitant l'administration d'un vomitif ou d'un purgatif salin.

Autrefois, le printemps était la saison où l'on allait présenter, chez le chirurgien, un bras à la saignée. Aujourd'hui, la mode médicale est moins sanguinaire, mais tout aussi exagérée. Il est absolument inutile, et souvent nuisible, de se purger systématiquement au printemps.

Le rajeunissement de l'année a assurément une action excitante spéciale sur notre économie. Le printemps accélère notre mouvement nutritif, ce « tourbillon vital » dont parlait Cuvier : il donne un coup de fouet à toutes nos forces organiques : chacun sait que le *maximum* des conceptions est en avril, mai, juin, ce qui reporte en janvier, février, mars, les *maxima* des naissances. L'influence des effluves printaniers est aussi constante sur la pousse des enfants que sur celles des feuilles. En avril, le

sang est, comme on dit vulgairement, *en mouvement* : et il y a du vrai, dans cette expression,
si l'on songe à la facilité des congestions et des
hémorragies pendant cette époque. L'appétit
faiblit, l'estomac réclame moins de nourriture.
Un régime tempéré, plutôt végétal, abaissera
l'exaltation circulatoire, aura sur l'organisme
une action rafraîchissante et laxative, et éloi-
gnera ainsi les dangers de congestions, d'hémorragies et d'inflammations, qu'entraîne si
souvent, avec elle, la saison du renouveau.
Nous reviendrons, du reste, tout à l'heure, sur
cette importante question du régime alimentaire.

Un mot encore sur les maladies du printemps. Elles sont dues, nous l'avons dit, pour
la plupart, aux brusques transitions atmosphériques et surtout au froid humide :

> Notre ciel est pleureur et le printemps de France,
> Frileux comme l'hiver, s'assoit près des tisons.

Le froid humide de cette époque est capable
d'attirer sur nous des rhumes, courbatures,
angines, névralgies, etc., qui nous empêchent

absolument de prendre en rose la jeunesse de l'année. C'est souvent à la campagne, croyons-nous, que l'on va chercher les maladies précédentes : la terre des champs est encore froide, les vents sont changeants, la rosée est abondante et les journées sont courtes. Il est bien difficile de ne pas trouver, dans l'une de ces conditions que nous énumérons, une occasion au moins de s'enrhumer.

Au printemps, la constitution médicale est catarrhale : ce qui explique la grande mortalité, surtout parmi les tousseurs et les vieillards : voyez, à cette époque, la statistique municipale hebdomadaire et les mouvements des hôpitaux ! Avril, surtout, est un mois traître et perfide. Une chaleur, parfois inusitée, nous invite à quitter l'habit de l'hiver. Nous offrons ainsi aux vicissitudes atmosphériques nos corps désarmés. La transpiration se supprime, et la porte est ouverte à tous les maux de la boîte de Pandore pathologique.

Les maladies du printemps sont : la rougeole, la coqueluche et l'affreuse diphtérie ; la bronchite, la pneumonie et le rhumatisme articulaire (1). Ce dernier débute, fréquemment, par des douleurs des côtes et des reins, parfois par une angine. Chez les jeunes gens, l'angine saisonnière (qui devient très rare à l'âge adulte et exceptionnelle dans la vieillesse), l'angine succède souvent à un coup de soleil ou à un courant d'air froid. Il survient, alors, fréquemment, une éruption herpétique dans la gorge : l'herpès amygdalien débute (je l'ai remarqué) surtout par la fièvre et des douleurs névralgiques autour du cou. L'angine proprement dite n'apparaît qu'ensuite.

****

On connaît la réponse d'Erasme à celui qui lui reprochait de ne point strictement observer la diète quadragésimale ordonnée par l'Eglise : « Mon âme est catholique, mais mon estomac est luthérien. » C'est que l'Eglise ne badinait point, à cette époque, avec le carême; nous trouvons, dans le curieux volume consacré par M. Alfred Franklin à la gastronomie du bon

---

1. Voir nos ouvrages. *L'Hygiène des Riches*, *La Lutte pour la Santé*, etc.

vieux temps (*La Vie privée d'autrefois*), un aperçu des austérités prescrites jadis à cette époque de l'année. Le jeûne consistait alors à ne manger qu'une fois en vingt-quatre heures, après vêpres, et à s'abstenir du vin et de tout ce qui provenait des animaux. Pendant longtemps, il fut même interdit, durant le carême, de vendre de la viande et des œufs. Mais, peu à peu, les théologiens se relâchèrent de leurs sévérités et déclarèrent, un beau jour, nourriture maigre les poissons et les amphibies. On admit, ensuite, une sorte d'oiseau d'eau, la macreuse : mais pour établir à quel point elle était *maigre*, on lui attribua les origines les plus bizarres ; on la fit engendrer par des coquillages, par du bois pourri, par les fruits d'un arbre, etc.

Tous ces édits restrictifs, les théologiens cherchaient à les étayer sur l'opinion d'hommes de science gagnés à la cause divine. C'est ainsi qu'à la fin du siècle de Louis XIV, Hecquet, doyen de la Faculté de médecine de Paris, s'il vous plaît, publia son *Apologie* (célèbre chez les gens d'église) de l'*abstinence et du jeûne* Après avoir essayé de démontrer que la digestion des aliments s'opère non par un *levain*, mais par le broiement et la trituration, Hecquet soutient que l'usage du maigre est plus convenable aux organes de l'homme que celui de la viande. « La viande est remplie de souphres malins ,» écrit-il. Hecquet est le véritable précurseur de nos modernes végétariens : au milieu de ses assertions idiotes, on retrouve certaines vérités qu'il est bon de redire et de proclamer malgré tout.

Quoique d'origine orientale (et malgré leur base essentiellement superstitieuse), au point de vue de l'hygiène, le jeûne et le carême ont du bon. A la fin de la saison froide, le tube digestif est fatigué du travail accompli, pendant l'hiver, pour la conservation de la chaleur et de l'énergie organiques. Le foie et la circulation abdominale se trouvent donc engorgés par les excès d'une alimentation fortement animalisée. A cette époque printanière, le sang est, comme on dit, *échauffé*, et l'appétit commence à faiblir. Rien n'est plus conforme à la nature que de tempérer alors notre régime ; de *le rafraîchir*, de le rendre moins excitant, afin d'abaisser cette exaltation circulatoire qui coïncide avec la saison souriante du renouveau.

Mais que doit être le carême, suivant la raison hygiénique? Evidemment, il ne saurait être question d'un repas par jour : nous savons que des repas éloignés ralentissent singulièrement le cours de la bile et prédisposent aux coliques hépatiques. Il faut conserver les deux repas quotidiens, mais diminuer notre ration de viande; remplacer le bœuf et le mouton par le veau, l'agneau et le poulet; manger du pain très cuit, des herbes, des légumes frais, des fruits en compote, du fromage frais, des soupes au lait, du bon beurre, des radis; éviter les excès de graisse et les sauces savantes; si nous mangeons du poisson, que ce soit surtout du poisson d'eau douce; évitons le poisson salé (*morue*) qui constitue, à cette époque de l'année, un véritable anachronisme gastronomique, dangereux pour les goutteux et pour les herpétiques principalement.

Ce sont, du reste, les diathésiques (la chose est évidente) qui doivent chercher à *faire leur carême* et à dépurer, le mieux possible, une *chair coulante* gorgée de matériaux obstructeurs et excrémentitiels. C'est au printemps que fermentent, avec la sève des arbres, les manifestations arthritiques et herpétiques : pour tous les prédisposés, l'éloignement des stimulants et des épices, la suppression du vin pur, la sobriété et le régime végétal, s'imposent *propter salutem*, « *salutem* » étant pris, bien entendu, dans le sens de *santé...*

IIᵉ CAUSERIE

DE LA COURBATURE

La courbature est une indisposition surtout printanière, et c'est pour cette raison que nous voulons en causer maintenant. Ordinairement bénigne chez les jeunes sujets, elle est grave, parfois, chez les vieillards, lorsque le mouvement fébrile se prolonge et se complique d'état gastro-intestinal. Il faut, en somme, envisager la courbature comme une fièvre de fatigue, habituellement amenée par l'exercice physique inaccoutumé, certains écarts dans le régime, ou un changement prononcé dans la vie de tous les jours. L'exposition au soleil, au froid humide, l'abaissement barométrique et les temps orageux semblent aussi des conditions favorables pour la production de la courbature. Il est bien certain, en tout cas, qu'un grand nombre d'accidents, décrits sous les vocables d'*insolations* ou de *coups de chaleur* (dans les revues militaires, par exemple) ou bien encore attribués au froid (chez les chasseurs, en hiver) ne sont que des variétés aiguës et asphyxiques, graves, du surmenage physique. Quant à la fièvre *de croissance*, il serait peut-être abusif de la faire entrer de force dans le cadre de ces accidents.

La courbature se manifeste par la difficulté d'action, la lassitude, le brisement des forces, un état de malaise général et de détraquement fonctionnel de toute l'économie. L'appétit est perdu, la langue sale, la constipation ordinaire. Certains groupes musculaires sont le siège de crampes ou de vive sensibilité, lorsqu'on les touche. Habituellement, on constate un état de fièvre éphémère, dont le degré thermique dépasse rarement 39° centigrades ; parfois, la prostration, l'adynamie, l'expression stupide du visage, sont capables d'en imposer au médecin pour un cas de fièvre grave. Très souvent le malade accuse une douleur lombaire énervante, qui s'exaspère au moindre mouvement. Cette douleur est d'essence rhumatismale : elle se lie à la fatigue musculaire, ainsi qu'au refroidissement. On sait, du reste, combien ces deux causes font échange de mauvais procédés, pour la production du rhumatisme. Lorsque le lumbago ne cède pas aux frictions d'essence de pin, il faut le traiter par le moyen des ventouses scarifiées, suivies de l'application de cataplasmes laudanisés. Les douleurs musculaires sont également marquées aux membres inférieurs, sorte d'endolorissement contusif qui fait dire au courbaturé : « C'est comme si l'on m'avait roué de coups. »

La physiologie contemporaine explique tous ces symptômes par l'usure immodérée de nos tissus organiques et l'élimination insuffisante des scories résultant de cette usure. En se contractant, la fibre musculaire produit de l'acide lactique et d'autres déchets, qui ne peuvent pas rester, impunément, dans l'organisme ; les éléments nerveux, et probablement aussi les tissus cellulo-graisseux, abandonnent des éléments d'usure analogue. Le sang est bientôt encombré, empoisonné par tous ces matériaux excrémentitiels : la fièvre de surmenage, la courbature fébrile, ne sont que les reflets réactionnels de cet empoisonnement.

Homère observe, dans l'*Iliade*, combien les cadavres des guerriers tués à la course se pourrissent promptement. Tous les chasseurs connaissent aussi la corruption rapide du gibier forcé : ils appellent lièvres *charbonniers* ces lièvres à chair noire, immédiatement faisandée et immangeable, qui ont été tués après une longue poursuite.

Chez les sujets entraînés aux exercices, le muscle ne donne pas tous ces déchets de désassimilation soudaine : sa nutrition et sa dénutrition s'opèrent plus régulièrement, ainsi que F. Lagrange l'a péremptoirement démontré. Jamais un sujet habitué à la fatigue ne présentera les urines épaisses et sédimenteuses que rend, après un exercice énergique, un sujet non entraîné : voilà le *criterium* tangible de la vulnérabilité à la fatigue. L'urine est le miroir du sang. Toutefois, les physiologistes modernes ont le tort de ne pas tenir assez compte de l'épuisement nerveux, dont l'action n'est pourtant point négligeable, lorsque des causes morales, ou émotions, viennent ajouter à l'épuisement musculaire leur mystérieuse autant qu'indéniable influence.

Somme toute, le surmenage physique doit être envisagé comme une auto-intoxication. Cette auto-intoxication est, parfois, même, assez prononcée pour affecter la forme typhoïde, soit par sa propre nature, soit plutôt à la faveur d'une invasion microbienne survenant sur un terrain convenablement fertilisé. Quoi qu'il en soit, certains savants, et à leur tête notre éminent maître M. Peter, considèrent, à bon droit, la fièvre de surmenage comme une fièvre typhoïde abortive (*typhus levissimus* des anciens auteurs), ou plutôt comme une ébauche typhique, souvent très réussie.

Toutefois, il faut bien le dire, les allures habituelles de la courbature sont plutôt rhumatismales. Elles affectent, comme l'a très bien vu
Dreyfus-Brisac, la forme d'un *arthritisme passager*. Ne serait-ce point, demanderons-nous,
précisément parce que la courbature recherche
avec prédilection, pour s'y installer, le terrain
arthritique? Ce qui est certain, c'est que nous
avons soigné plusieurs goutteux incapables de
faire une marche un peu longue ou d'éprouver
une fatigue insolite, sans être aussitôt la proie
d'un petit *revenez-y* de leur diathèse urique :
tantôt, les symptômes consistaient en émission
plus ou moins abondante de gravelle rouge;
le plus souvent, il s'agissait d'une sorte d'attaque goutteuse en miniature, se manifestant, la
nuit, au lieu d'élection articulaire du gros
orteil (1).

En quoi doit consister le traitement rationnel
de la courbature? Il faut, d'abord, conseiller le
repos au lit, réclamé, du reste, par le sujet.
Quies remedium lassitudinis, disent en chœur

---

1. Voir *Hygiène des Riches*, par le Dr Monin (*La goutte*).

Hippocrate, La Palisse et tous les courbaturés. Le malade boira, à volonté, du lait coupé d'eau alcaline légère; on lui administrera, dans les vingt-quatre heures, trois cachets contenant chacun 20 centigrammes de quinine et 20 centigrammes de poudre de Dower; tous les matins, un verre de limonade purgative.

C'est par un semblable traitement que l'on arrive à éliminer, au travers des trois grands émonctoires de l'économie humaine (le rein, l'intestin et la peau), tous ces poisons morbides, accumulés par le surmenage physique, qui infectaient notre milieu intérieur, le sang. La démonstration expérimentale de cette toxicité a, d'ailleurs, pu être faite, en injectant à un animal sain le sang, ou mieux le suc musculaire d'un animal surmené. Aussi, dans certaines formes, cardiaques ou asphyxiques, de la courbature de fatigue (par exemple chez les jeunes recrues ou chez les réservistes soumis aux manœuvres sans avoir été préalablement entraînés aux misères du sabre), le médecin ne devra pas hésiter à opérer, par une large saignée, la déplétion immédiate. C'est la méthode qui donnera, le plus directement, issue aux poisons musculaires élaborés par le surmenage physique.

IIIe CAUSERIE

LE RHUME DE CERVEAU

Cette indisposition bénigne, mais pénible, que le docteur Dumont de Monteux a justement définie *le moustique de la patience*, reconnaît pour causes ordinaires le froid, les courants d'air, le brouillard et l'humidité, et surtout les brusques variations de température, qui troublent ou suppriment les fonctions exhalantes de la peau. L'impression du froid aux pieds et de la chaleur à la tête (impression qui est la caractéristique du printemps) est, fréquemment aussi, la cause du rhume de cerveau. Enfin, le coryza est parfois provoqué par des vapeurs chaudes ou irritantes (asphalte, ammoniaque, chlore, etc.), et par l'action interne d'un médicament fort répandu, l'iodure de potassium. On sait aussi que l'odeur des foins semble amener également une irritation nasale des plus vives, que les Anglais appellent *hay fever*, et qui apparaît assez souvent, chez eux, sous une forme épidémique très analogue à la grippe.

Certains sujets sont très prédisposés au coryza : ce sont les scrofuleux, les herpétiques, les syphilitiques, les asthmatiques. Dans la première enfance, il annonce fréquemment l'invasion de la rougeole.

Au début, la muqueuse des fosses nasales est rouge, sèche, gonflée et tendue. Elle est le siège de chaleur, de démangeaisons et de picotements désagréables, qui provoquent les larmes. Bientôt, les éternuements, brusques secousses respiratoires, se succèdent, à des intervalles plus ou moins rapprochés ; l'enchifrènement diminue alors, et fait place à un flux nasal muqueux, salé, ammoniacal et âcre, qui irrite la peau qu'elle touche, et détermine sur elle de cuisantes éruptions superficielles. La tête du sujet atteint de coryza est lourde et douloureuse, ses yeux sont rouges et larmoyants, ses oreilles sont assourdies et sa voix nasonnée, pendant que l'odorat et le goût, ces deux sens si étroitement liés l'un à l'autre, deviennent émoussés et obtus. Tous ces symptômes tiennent évidemment à l'inflammation de la muqueuse du nez, qui (comme on sait) a des prolongements dans les yeux, les oreilles, le palais, etc... Cette inflammation étrangle divers filets nerveux sensitifs, qui réagissent douloureusement sous forme de névralgies, plus ou moins irradiées.

La respiration est fort gênée dans le coryza. Elle ne peut se faire que par la bouche, à cause du gonflement des fosses nasales. C'est ce qui nous explique la gravité, souvent extrême, du rhume de cerveau chez les nouveau-nés, rendus par lui incapables d'accomplir les mouvements de succion indispensables aux premiers jours de la vie. Disons, en passant, que la pratique maladroite du baptême est assez fréquemment la cause du coryza infantile : cette pratique doit être retardée, et lorsqu'on y a recours, c'est à l'eau tiède (et avec prudence) que l'opérateur devra l'effectuer sur le petit être.

Au bout de cinq ou six jours au plus, le coryza tire à sa fin. Alors les mucosités deviennent
jaunâtres et épaisses, le timbre de la voix s'en
ressent et revêt une sonorité plus nasillarde que
jamais. Et tout rentre dans l'ordre, à moins que
le rhume ne passe d'une narine à l'autre, ne
récidive, ou bien ne se transmette à la trachée
et aux bronches, tombant, comme on le dit
vulgairement, sur la poitrine...

Le traitement du coryza a longtemps passé,
aux yeux des gens du monde, comme la honte
de la médecine. Il sert d'exemple aux bourgeois
qui veulent déblatérer contre notre bonne
science ; et s'en vont répétant les plaisanteries
surannées : « Tout ce que la médecine a pu
faire pour le rhume de cerveau, ç'a été de
l'appeler *coryza.* » Nous l'appelons aussi *rhinite
rhinorrhée*, etc., etc.

> Pidoux avec Trousseau, docteurs judicieux,
> N'opposant qu'un mouchoir au mal capricieux,
> Croient qu'il faut le traiter par la diplomatie,

dit notre regretté Camuset dans un de ses son-
nets immortels. Un mouchoir ou plusieurs,
même, c'est très bien, comme palliatif, s'en-

tend. Encore faut-il savoir s'en servir. Si vous vous mouchez avec fracas, vous augmentez encore l'irritation congestive de votre muqueuse nasale endolorie. Mouchez-vous donc avec douceur, en essuyant plutôt qu'en soufflant : vous vous en trouverez bien.

Comme médications curatives, on a préconisé des milliers de formules, dont l'énumération tiendrait, à elle seule, quelque cent pages.

Vous savez, lecteurs, ce que cache toujours cette apparente richesse : la misère et rien de plus. On a préconisé, successivement, les prises de bismuth, de camphre, de morphine, de benjoin, de cubèbe; les boissons chaudes alcoolisées, les bains de pieds à la moutarde; les inhalations nasales d'iode, d'acide acétique, d'ammoniaque; les badigeonnages même avec des solutions de nitrate d'argent et de sulfate de zinc !

Toutes ces médications sont inefficaces ou infidèles. Voici la meilleure : elle réussit neuf fois sur dix. Ressentez-vous, un soir, les premiers symptômes du

Stupide coryza, catarrhe insidieux,

badigeonnez immédiatement l'intérieur de vos fosses nasales avec une solution au dixième de chlorhydrate de cocaïne dans l'eau distillée, et avalez un granule de sulfate d'atropine à un demi-milligramme. Ce traitement *abortif* échoue rarement. Chez les individus sujets à des coryzas à répétition, l'exercice, l'hydrothérapie et les frictions sèches sont de bons moyens préventifs du mal.

Chez le nourrisson, il est important d'agir vite, et avec plusieurs moyens synergiques. On lui applique des bottes d'ouate aux membres inférieurs; on le soumet à des fumigations emollientes d'eau de sureau ou de guimauve chaudes; on graisse sa région nasolabiale avec le glycérolé d'amidon; on introduit dans ses fosses nasales, à l'aide d'un pinceau, de l'huile d'amandes douces. Enfin, on alimente l'enfant avec la cuiller, ou bien en faisant couler, directement, le lait du sein de la nourrice dans la bouche du nourrisson. Quant à la cocaïne et à l'atropine, dont nous avons eu à nous louer tout à l'heure, dans la médication des adultes, ce sont agents dangereux pour le premier âge et il serait plus qu'imprudent d'y recourir (1).

IV° CAUSERIE

LA FLUXION DE POITRINE

La pneumonie, cette inflammation aiguë du tissu propre du poumon, sévit, pendant la belle saison, avec une assez grande fréquence. On croit volontiers que cette affection, vulgairement appelée *fluxion de poitrine*, est particulière à la saison d'hiver. En réalité, elle est plus fréquente au printemps : son origine, parfaitement définie par la langue populaire, n'est-elle pas liée au *chaud et froid*, c'est-à-dire à une brusque variation thermique, entraînant avec elle la suppression ordinaire, la rétrocession (comme disaient les anciens) de la perspiration sudorale de la peau? Or, quelle saison, plus que le printemps, sur-

---

1. Voir notre *Formulaire de médecine pratique*

tout dans nos climats, favoris davantage cette
suppression ? Quelle saison, au surplus, n'expose point au refroidissement, à notre époque
de perturbations atmosphériques si justement
définies par Léon Valade :

> Jadis, peut-être, fut l'Été :
> L'âpre hiver, l'automne crotté
> Sous nos yeux alternent sans trêve :
> Le printemps peut avoir été !

Grisolle a établi, depuis longtemps, que,
sauf pour les pays où la femme se livre aux
mêmes travaux que l'homme, la pneumonie
est infiniment plus fréquente dans le sexe masculin.

La pneumonie paraît plus commune aussi
chez les vieillards que chez les adultes et chez
les enfants : à ce point que Peter envisage cet
redoutable fléau de la vieillesse comme une
sorte de *fin naturelle* à cet âge, une manière
de se démolir.

Naguère envisagée comme le type des inflammations aiguës *a frigore*, la pneumonie n'a
pu échapper aux doctrines actuellement à la
mode : on l'a fait rentrer (en y mettant une

certaine pression) dans le cadre des maladies parasitaires et contagieuses. Ce cadre est si plein qu'il va bientôt éclater et les morceaux n'en seront pas bons ; gare à la réaction doctrinale qui va suivre ! Bref, la pneumonie est, actuellement, placée sous l'invocation d'un microbe spécial, le *pneumocoque* de Fraenkel. Très répandu autour de nous, fréquent même dans la bouche des sujets les mieux portants, *ce microbe à tout faire* produit la fibrine dans le poumon et le pus dans la plèvre ! Mais malgré cette ubiquité et ces fonctions multiples à la Maître Jacques, le pneumocoque a, pourtant besoin (le pauvre !) d'un terrain spécial, d'un *milieu de culture* capable de favoriser son évolution ou plutôt ses évolutions : nous rentrons donc dans la métaphysique de la *dépression vitale*, du trouble nerveux, etc..., ce qui ne fait que reculer le problème. Nous n'expliquons pas d'ailleurs, par le pneumocoque, la gravité, si variable, et les formes si diverses, décrites, depuis Hippocrate, dans l'histoire de la pneumonie, suivant les saisons, les années, les localités, les individus. Et ces variétés, encore assez fréquentes, qui succèdent aux contusions thoraciques et aux fractures de côtes? Sont-elles aussi les effets du microbe?

La nouvelle doctrine, sans rien changer (heureusement) au traitement traditionnel de la pneumonie, a eu, du moins, le mérite de pousser à des prescriptions minutieuses de propreté : il est certain que l'expectoration dans un crachoir à eau, fréquemment nettoyé et désinfecté à l'eau bouillante, n'a rien qui puisse déplaire à l'antimicrobien le plus endurci !

La pneumonie débute, brutalement, par un frisson unique, d'une violence et d'une durée variables, et fréquemment accompagné de vomissements. Une réaction fébrile des plus vives (pouls à 120, température à plus de 39°) distingue la pneumonie des pleurésies et des bronchites aiguës. Le malade se plaint d'un point de côté, dû à une névralgie intercostale réflexe : ce point de côté, obtus et profond, n'augmente point pendant l'inspiration et n'a point un caractère aussi persistant que celui de la pleurésie. La toux, sèche et fatigante, est suivie de crachats rouillés (rappelant la brique pilée), visqueux et caractéristiques. La percussion et l'auscultation dévoilent à l'oreille médicale un ensemble de phénomènes absolument remarquables et essentiellement différents, suivant que la pneumonie est dans ses périodes de début, d'état ou de déclin. Ces phénomènes, que nous ne saurions énumérer ici (l'énumération n'ayant aucune utilité pour nos lecteurs), ont été magistralement décrits, au début de ce siècle, par l'immortel Laënnec, le maître des maîtres.

L'oppression du pneumonique est fort variable et nullement en rapport avec l'intensité de l'inflammation pulmonaire : On voit, dit Graves, des individus respirer avec facilité, quoique ayant tout un poumon solidifié en masse et d'autres, porteurs d'une lésion beaucoup moins étendue, sont en proie à toutes les tortures de l'asphyxie.

La physionomie des malades est caractéristique : la face est injectée, la langue sèche, les yeux brillants ; les ailes du nez se dilatent à chaque inspiration thoracique, et la pommette faciale du côté atteint apparaît rouge et brûlante.

La guérison s'annonce, du septième au

dixième jour, par une brusque défervescence de la chaleur fébrile, l'apaisement et le bien-être de la fonction respiratoire, l'expectoration plus facile, l'urination plus abondante et une éruption d'herpès aux lèvres. Au contraire, le délire, la petitesse du pouls, la persistance de la fièvre et de l'oppression, l'existence de crachats *jus de pruneaux*, sont les présages ordinaires de complications mortelles.

La pneumonie affecte volontiers le lobe moyen du poumon droit. Lorsqu'elle occupe les deux poumons, elle est très grave. Il en est de même lorsqu'elle siège aux sommets. Cette forme est le privilège de la vieillesse et de la débilitation cachectique. L'alcoolisme, le surmenage, la misère physiologique sous toutes ses formes, les chagrins et les passions dépressives, et surtout les tares du cœur et des gros vaisseaux (qui entraînent la caducité respiratoire et la faible résistance aux coups de froid) provoquent la pneumonie du sommet, qui se manifeste par un état de fièvre adynamique, ordinairement mortelle. Chez les alcooliques, un délire excessif et de rapides complications purulentes caractérisent particulièrement la fluxion de poitrine, dont le lieu d'élection est le sommet du poumon droit.

Souvenons-nous du mot de Récamier : « Il n'y a pas de pneumonie, il n'y a que des pneumoniques, » et nous éviterons ces médications systématiques, inflexibles, qui concordent si mal avec les formes morbides, très variables, de la fluxion de poitrine. Quelques ventouses scarifiées calmeront, ordinairement, le point de côté et diminueront l'oppression ; une potion kermétisée et opiacée favorisera l'expectoration ; le sulfate de quinine aura raison de l'intermittence fébrile, de même que le musc (50 à 75 centigrammes en potion), triomphera de l'ataxie. Toutes les fois qu'apparaîtra la dépression vitale, on donnera du bouillon, du vin de Bordeaux, du café alcoolisé, afin de restreindre la consomption organique et de vaincre le délire, qui n'est que le reflet habituel de l'anémie du cerveau. En cas d'oppression très vive, nous avons prescrit plusieurs fois, avantageusement, le traitement de Niemeyer, consistant dans l'application, sur le côté atteint, de serviettes trempées dans l'eau froide, puis tordues, que l'on renouvelle toutes les cinq minutes.

La saignée, si étrangère qu'elle puisse paraître à nos mœurs médicales actuelles, nous a, bien des fois aussi, servi à juguler des pneumonies violentes. C'est un moyen d'action plus énergique et, pour ainsi dire, plus extemporané que tous les autres ; non seulement, en effet, la saignée coupe les vivres à l'inflammation (Peter), mais encore elle diminue le travail, constamment actif, du poumon, et *défatigue*, en quelque sorte, cet organe, irrité par l'inflammation. Il faut recourir à la saignée toutes les fois que l'on constatera le pouls *récurrent*, c'est-à-dire lorsqu'en comprimant l'artère radiale, on sentira le pouls se rétablir, tout de suite, au-dessous du point comprimé. Cette indication diagnostique ne trompe jamais.

V° CAUSERIE

L'HYGIÈNE DE L'ÉTÉ

> L'Été, la nature éveillée
> Partout se répand en tous sens :
> Sur l'arbre, en épaisse feuillée,
> Sur l'homme, en bienfaits caressants.

Excellente saison pour les gens faibles, délicats et infirmes, pour les convalescents et pour les vieillards, la saison chaude est fréquemment funeste à l'enfance et à la jeunesse, par suite des maladies gastro-intestinales qu'elle détermine. La plupart des dérangements des voies digestives sont dus, il faut bien le dire, à des imprudences ; il faut savoir, avant tout, éviter le refroidissement du ventre et exciter, par des bains et des frictions, le bon fonctionnement de la peau, afin de contrebalancer utilement l'exagération des fonctions du foie due à l'influence de la chaleur solaire.

Comme alimentation, recherchons toujours les végétaux frais, les viandes blanches, les fruits bien mûrs; évitons les viandes noires, les épices et les aliments de haut goût. Comme boissons, mouillons notre vin habituel ou recourons à une bière légère et houblonnée, qui a l'avantage d'exciter l'appétence et de favoriser la digestion. Fuyons autant que possible, si tentantes qu'elles puissent être, les boissons prises en dehors des repas. Assurons-nous enfin de la pureté absolue de notre eau d'alimentation, si nous voulons éviter d'héberger dans nos intestins les microbes du choléra ou de la fièvre typhoïde (1). Pindare a dit que l'eau était ce qu'il y avait de meilleur au monde (*ariston mên udôr*): peut-être eût-il changé d'avis s'il eût connu celle que boivent nos Parisiens contemporains!

Ce serait une grave erreur de croire que la glace, dont la population des villes use si volon-

---

1. Pour détails sur cette importante question de l'eau, consulter nos ouvrages *L'Hygiène de l'estomac*, *La Lutte pour la Santé*.

tiers durant la saison d'été, soit à l'abri de tout
soupçon microbien. L'eau qui a servi à sa fabrique a pu être, en effet, salie par des déjections,
viciée par des germes morbides : or, la con-
gélation ne fait guère que momifier ces germes,
qui sont capables de reprendre leur activité première à un moment donné. Méfions-nous donc
des glaces recueillies dans les rivières ou les
étangs, dont l'eau peut être polluée et mal-
faisante. Ce sont les Américains (ils absorbent,
annuellement, des millions de tonnes de glace)
qui, les premiers, ont publié des expériences et
des observations véritablement concluantes sur
cette question. A la suite de diverses enquêtes,
faites au sujet d'épidémies typhoïques, les
Board of Health du Michigan et du Connecticut
sont arrivés à cette conviction que les germes
de la maladie résistent parfaitement à la congé-
lation, même prolongée, et que la glace récol-
tée dans le voisinage des villes est toujours sus
pecte. Seule, la glace très pure, provenant des
glaciers montagneux, et celle qu'on produit
artificiellement avec l'eau de source ou l'eau
distillée, — sont exemptes de périls, au point

de vue de la propagation des fièvres infec-
tueuses. C'est pourquoi certains Etats américains, où fleurit l'hygiène autoritaire, ont pro-
mulgué la loi suivante, qui manque encore à
notre collection : « Toute personne coupable
de vendre de la glace prise dans une citerne,
un étang ou une rivière, à moins de deux
milles au-dessous de l'endroit où débouche un
égout, sera passible d'une amende de 50 dol-
lars. »

Les accidents intestinaux que nous constatons fréquemment à la suite de l'ingestion de
boissons glacées s'expliqueraient, ainsi, en partie, par l'action toxique des matières organiques
en décomposition. Toutefois, l'abus de la glace,
et surtout son absorption trop copieuse pendant
le travail digestif, sont évidemment susceptibles de provoquer des symptômes d'indigestion gastro-intestinale, chez des sujets tant soit
peu prédisposés, — sans qu'il soit besoin de
faire intervenir ici l'action spécifique de germes
morbides. Il est certain, en effet, que la glace
arrête le travail digestif, et qu'elle trouble les
opérations physico-chimiques de cette fonction,

absolument comme elle entrave les fermentations successives de la bière, dans les opérations de la brasserie; ou la putréfaction du poisson et de la viande aux Halles centrales.

Pour notre part, nous croyons que bien des
dyspepsies ou mauvaises digestions habituelles,
constatées à Paris, l'été, tiennent moins à la
constitution médicale saisonnière régnante qu'à
l'abus des boissons glacées. Cet abus peut être
plus dangereux encore si le corps est en sueur :
l'arrêt brusque de la perspiration cutanée peut
alors en être la conséquence ; et l'on sait que cet
arrêt ouvre les portes de l'organisme à la
fluxion de poitrine, à la pleurésie, aux rhumatismes articulaires, aux névralgies, à l'albuminurie aiguë, etc. La mort subite, même, a pu
être constatée, dans ces cas, par suite d'une
brusque irritation du système nerveux. Comme
conclusions pratiques, ne buvons point *glacé;*
buvons *frais*, à petites gorgées, et lentement ;
fuyons les boissons froides, en la saison de
la soif, surtout lorsqu'elles ne sont pas rendues
légèrement excitantes par l'alcool. Si nous
avons l'estomac vide, le corps fatigué, la peau

suractivée par la sueur, buvons plutôt du café, du thé, du bouillon chaud ou à la température de l'appartement.

Dans la saison chaude, il faut prendre garde au refroidissement, souvent considérable dans la période nocturne. Nous rentrons dans la chambre à coucher, le corps plus ou moins en sueur; gardons-nous de nous endormir insuffisamment couverts. La suppression brusque de la transpiration et le froid que détermine l'évaporation de la sueur causent la diarrhée, es rhumatismes, les névralgies, qui foisonnent à cet âge de l'année. Toutefois, comme les appartements, le soir, sont de vraies étuves, il faut, en rentrant, établir dans la chambre à coucher, durant quelques minutes, un courant d'air énergique et frais.

En temps d'orage, il sera prudent, au contraire, de clore les issues, portes, fenêtres, et même les cheminées, afin d'éviter la fulguration : les courants d'air et la suie ne sont-ils pas les meilleurs conducteurs du fluide élec-

trique? D'ailleurs, le brouillard humide de la
nuit favorise également par son pouvoir con-
ductible les escapades nocturnes de la foudre.
Les fenêtres étant ouvertes, il faudra bannir
toute lumière de la chambre: sinon, entrée immédiate de légions de mouches, moustiques et
autres insectes

Du repos des humains ennemis implacables!

Nous n'insisterons pas sur les graves dangers
qu'entraîne la présence des animaux, des fleurs
et des plantes dans la pièce réservée au sommeil. Nous dirons seulement que, parmi les
fleurs, les plus odorantes sont aussi les plus
toxiques. Que d'accidents graves, mortels
même, ainsi causés par le jasmin, la tubéreuse,
le laurier-rose! Les fruits eux-mêmes (il faut
bien le savoir) sont dangereux, surtout lorsqu'ils dégagent des essences odorantes. Bien
des migraines, des nausées et vomissements,
inexplicables en apparence, sont dus à des
coings ou à des abricots accumulés en rangs
nombreux sur un point quelconque d'une
habitation rurale, et fermentant à l'aise....

En été, plus encore que dans toute autre saison, la peau est la soupape de sûreté de notre machine animale. Transpirer, c'est se bien porter. Les sujets à peau sèche sont ceux qui présentent, on l'a remarqué, les plus grandes prédispositions à l'insolation et au *coup de chaleur*. On évitera l'action du soleil sur le cerveau, par l'ombrelle et par un couvre-chef approprié; en fuyant les boissons alcooliques, les excès de viande et de corps gras; en buvant des tisanes amères froides; en prenant des douches fraîches; en portant, enfin, des vête-ments minces et légers. Les Orientaux empê-chent l'action nocive des rayons solaires sur la tête, en rasant leurs cheveux, et en les revêtant d'un bonnet de laine, entouré lui-même du turban : cette coiffure établit une transpiration régulière et méthodique, qui vient rafraîchir efficacement et sans cesse le cuir chevelu. Les Chinois (qui, décidément, ne sont pas aussi... Chinois que de vains peuples pensent), mouil-lent habituellement d'eau chaude, pendant la saison d'été, leurs visages et leurs mains. De cette pratique, résulte évidemment un actif mouvement d'évaporation, qui, d'après les lois de la physique, produira sur la surface cutanée un rafraîchissement considérable.

***

Dans nos pays, c'est surtout la population militaire qui est exposée à l'insolation. Et dans quelles circonstances? Dans des parades, revues de 14 Juillet, etc.... Ne pourrait-on pas (comme le demandent en vain tous les hygiénistes du Continent, unis à ceux des Iles Britanniques) éviter au soldat, en été, les pas et marches inutiles? On ferait les exercices le matin, après un repas léger. La marche s'effectuerait à pas modérés, par rangs ouverts le plus possible, et sans jamais serrer la colonne. Fréquemment, le régiment se reposerait à l'ombre, où une faible et fraîche infusion de café serait, par petites gorgées, distribuée aux hommes; ceux-ci auraient leurs vêtements et leurs shakos ouverts; on les dispenserait des armes et bagages en excès. Avec ces précautions, nous conserverions chaque année au pays des centaines de jeunes gens qui succombent, pendant les mois d'été, aux coups de soleil ou aux coups de chaleur...

En deux mots, voici les premiers soins à donner dans ces cas-là. On isole le sujet dans un lieu ombragé et aéré; on le dépouille de ses vêtements; on lui place la tête élevée. Sur la poitrine et sur le front, on applique des compresses froides souvent renouvelées; on pratique, sur tout le corps, des frictions énergiques avec un linge sec ou mieux avec de l'alcool. A l'intérieur, on donne au malade quelques cuillerées de vin de quinquina frais ou de grog au rhum. On peut attendre ainsi les secours plus énergiques de la science.

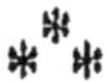

Indiquons aussi ce qu'il faut faire dans les cas d'axphyxie par submersion, si fréquents en été, époque de bains froids et de promenades sur l'eau. On doit, d'abord, déshabiller le noyé, lui nettoyer la bouche et les narines, et l'essuyer par une friction sèche énergique. On lui applique, ensuite, à l'aide d'une serviette mouillée, de vigoureuses claques sur le visage et sur le creux) de l'estomac. Si le noyé ne donne pas signe de vie, on le tourne alors, sans retard, sur le ventre, en plaçant sous son estomac un rouleau de vêtements solidement serré et noué. Puis, l'on pose le front du sujet sur son avant-bras droit replié, dans le but d'éloigner la bouche du sol.

Cela fait, le sauveteur s'agenouille, et presse, méthodiquement, de tout son poids, sur le dos du patient, en sollicitant artificiellement, par mouvements de soufflet, sur la cage thoracique, le jeu normal de la respiration. Ainsi, l'air peut pénétrer dans le poumon, pendant que l'eau et les mucosités en sortent. On tourne ensuite la face du noyé au ciel; on place le rouleau sous ses reins; on relève et on replie alternativement ses deux bras; puis, tirant la langue de la bou-che du sujet, le sauveteur lui insuffle de l'air dans les narines, à l'aide d'un tuyau de pipe qu'il adapte à sa propre bouche.

C'est en persévérant soigneusement et long-temps dans ces pratiques, que l'on obtient des succès parfois inespérés. Tant qu'existe le ser-rement de dents, il y a, d'ailleurs, espoir réel que le sujet n'ait point succombé encore à l'asphyxie : ce signe précieux a été signalé par le docteur Aug. Voisin, l'éminent directeur des secours publics de la ville de Paris.

Lorsque le noyé fait effort pour vomir, il faut lui chatouiller le fond de la gorge avec une barbe de plume mouillée, et faciliter ainsi le vomissement. La respiration une fois rétablie, on enveloppe le malade dans de la laine chauffée et on le met au lit, entouré de briques chaudes, mais dans une chambre fraîche et bien aérée. Tous les quarts d'heure, on lui fait respirer quelques gouttes d'alcali sur un mouchoir, et on lui donne une cuiller à café de punch chaud. Si la face devient colorée, vultueuse, il faudra appliquer sans retard des sinapismes sur la poitrine et des sangsues derrière les oreilles, afin d'obvier à la congestion du cerveau.

Quoique la statistique n'accuse guère, comme moyenne annuelle en France, que soixante-douze décès par fulguration, il n'est peut-être point mauvais d'indiquer ici les préceptes d'hygiène capables d'empêcher la mort par la foudre. D'après Sestier, le danger de fulguration est le plus grand dans les édifices et les locaux où des groupes humains se trouvent rassemblés (églises, écoles, habitations). Le péril est moins grand, mais encore excessif, sous les arbres et objets isolés : mais les agglomérations d'hommes ou d'animaux multiplient considérablement les dangers du plein air (courses de chevaux, marches militaires). Une autre cause d'augmentation du danger est la présence d'objets bons conducteurs, armes, instruments métalliques, etc., qui attirent la foudre et causent la fulguration par leur contact. Avis aux chasseurs.

La crainte du tonnerre est une crainte nerveuse et chimérique, qui ne repose sur aucun fondement scientifique. Cette crainte ressemble assez à celle de la mort, dont un ancien disait : « La mort ne saurait nous atteindre ; car, tant qu'elle n'est point là, nous vivons, et lorsqu'elle arrive nous n'existons plus. » Dans la fulguration, en effet, ainsi que l'exprime fort bien notre judicieux collègue, le docteur Hector George,

3.

« c'est l'éclair qui tue, et non point le tonnerre. » Si l'on a vu l'éclair sans en être foudroyé, on n'a pas à craindre le tonnerre, lointain et innocent écho de la foudre : les foudroyés qui renaissent à la vie déclarent même, pour la plupart, qu'ils n'ont vu aucun éclair. Les orages s'étendent, du reste, à des distances considérables et le bruit du tonnerre peut représenter des phénomènes électriques se passant à des centaines de kilomètres.

La tension électrique de l'atmosphère augmente avec l'altitude : c'est dans les pays de montagnes qu'ont lieu, en France, le plus grand nombre des cas de décès par fulguration. C'est une erreur de croire [que, lorsqu'on a les habits mouillés par la pluie, on est plus exposé à être foudroyé. Le contraire serait plutôt vrai. L'électricité, conduite dans le sol par les vêtements et les chaussures humides, s'y perd, sans produire ses effets, absolument comme cela se passe dans le paratonnerre. Cette admirable tige métallique, en effet, non seulement empêche l'action de la foudre dans un certain rayon, mais encore dérobe incessamment à l'atmosphère une partie de son fluide électrique : ce qui rend absolument vraie la fameuse épitaphe de Franklin : « *Eripuit cœlo fulmen...* »

Il serait à souhaiter que l'usage du paratonnerre fût aussi répandu en France qu'il l'est aux Etats-Unis, où l'on ne voit presque jamais la foudre tomber dans les grandes villes. Quant à empêcher les orages à la campagne, on n'y arrivera qu'en reboisant; et pour le moment, on n'y songe guère. L'illustre Arago était, décidément, un prophète, lorsqu'il disait que déboiser une montagne équivaut à détruire un nombre de paratonnerres égal à celui d'arbres que l'on abat : « Cela conduit, disait-il, à la modification radicale de l'état électrique de tout un pays. » Nous semblons toucher au but que prédisait ce grand génie : comment expliquer, du moins, autrement, la multiplicité des orages qui s'abattent, de plus en plus, sur notre climat de France ?...

VIe CAUSERIE

LES PARASITES DE L'ÉTÉ

L'été entraîne, pour la peau humaine, certains inconvénients. Je ne parlerai pas ici des *éphélides* ou taches de rousseur, et je vous renverrai simplement, chère lectrice, pour cette question délicate, à mon *Hygiène de la Beauté*.

Je parlerai aujourd'hui seulement de ces éruptions parasitaires, si communes à l'époque des estivales villégiatures, et pour lesquelles la médecine des livres (fort dédaigneuse de ces minuties) ne nous indique guère de remèdes bien actifs. La piqûre des puces et des punaises guérit, du reste, en quelques heures, si, au lieu de l'irriter par le grattage, on se borne à la cautériser, deux ou trois fois, avec le vinaigre aromatique dont nous avons maintes fois donné la formule (1). Même traitement pour les érup-

---

1. Voir notre *Formulaire* et notre *Hygiène de la Beauté*.

tions ortiées causées par les chenilles proces-
sionnaires... et pour l'urticaire de l'ortie elle-
même...

La morsure de certaines araignées et notamment de la *malmigniate*, peut être fort dangereuse, en occasionnant de la dépression nerveuse avec phénomènes toxiques généralisés.
L'ingestion des stimulants diffusibles (potion
avec l'élixir de Minderer, par exemple) et la
cautérisation locale à l'acide phénique, ont
ordinairement raison des accidents produits.

Chacun sait quelles tuméfactions douloureuses de la peau occasionnent les cousins,
grâce à la salive venimeuse que ces vilaines
bêtes déversent dans leurs piqûres. L'insomnie,
l'agitation nerveuse et la fièvre sont d'autant
plus fréquentes, que les remèdes habituels sont
assez impuissants. Conseillons pourtant, comme
nous ayant personnellement bien réussi, une
solution de 1 gramme de cocaïne dans 200 gr.
d'eau de laurier-cerise, en compresses locales.
L'obscurité et l'emploi nocturne du mousti-
quaire sont de bons préservatifs; il en est de
même du lavage des mains et du visage avec

la décoction de *quassia amara* (on sait que le quassia est la base du papier tue-mouches).

La combustion des *fidibus insectifughi*, à base de nitre et de poudre de pyrèthre, nous a fort bien réussi contre les *moschitos* espagnols et les *zanzares* de Venise : mais il importe que cette combustion se fasse dans un local obscur et dûment clos de toute part.

Pour se débarrasser des punaises et des puces, dans certains hôtels encombrés et mal tenus, le mieux est d'employer les fumigations sulfureuses, après avoir, toutefois, exactement fermé les issues. A défaut de ce procédé, on enduira les murs avec du pétrole où l'on aura fait dissoudre 2 gr. de sublimé corrosif par litre, et l'on saupoudrera toutes les pièces du lit avec la poudre fraîche de pyrèthre.

A propos des puces, remarquons ici que les bestiaux n'en ont jamais. Il suffit même, dit-on, de s'envelopper d'une couverture de cheval ayant longtemps servi, pour se préserver entiè-rement de l'atteinte de ces bestioles. Rectifions également un préjugé concernant la punaise. Cet animal passe à tort pour féroce et insatiable.

La punaise est, au contraire, un modèle de sobriété. Lorsqu'elle se montre vorace de notre sang, c'est à la suite d'un jeûne prolongé : Audouin a conservé, *près de 2 ans,* vivantes, des punaises auxquelles il ne donnait absolument rien comme nourriture.

Un autre parasite, extrêmement désagréable dans la chaude époque de l'année, c'est l'*aoutat,* rouget ou vendangeur, très petit acarien, assez analogue au sarcopte de la gale. L'aoutat se plaît sur les gazons, plantes herbacées, haricots, arbrisseaux divers, sureau, et surtout groseillers à maquereaux. De là, il se précipite sous les téguments, si délicats, des enfants et des femmes, où il provoque des démangeaisons ardentes, avec inflammation vésiculeuse assez analogue à de l'urticaire excoriée. Au centre de la tuméfaction, on aperçoit un petit point rouge microscopique : c'est l'aoutat ou *vendangeur,* que notre savant naturaliste P. Mégnin a reconnu être la larve à six pattes du *trombidion soyeux* (araignée rouge). Si l'on ne peut l'extraire avec une aiguille, nous conseillons, contre l'aoutat, les onctions avec : vaseline, 20 gr. ;

baume du Pérou, 10 ; poudre de soufre porphyrisé, 5 ; essence de pyrèthre, 2. Cette mixture agit merveilleusement. Non soigné, l'aoutat meurt, du reste, dans la peau, au bout de 2 à 3 jours, mais après y avoir causé de multiples ravages et laissé, parfois, après lui, des lésions sérieuses, que nous avons vu persister, parfois, plusieurs semaines, chez des sujets lymphatiques, à peau vulnérable.

Quelques mots sur les piqûres d'hyménoptères termineront cette causerie.

On sait que, à la suite d'une ordonnance de police datée du 10 janvier 1882, toute ruche d'abeilles, à Paris, doit être soumise maintenant aux formalités de l'autorisation préalablement. Cette mesure fut prise, assurément, surtout à cause des préjudices matériels considérables, de ce fait supportés par les raffineurs et les dépositaires de substances sucrées, — qui, dans l'enceinte des villes, constituent à peu près le seul recours de la diligente ouvrière en miel.

Mais les accidents produits par les piqûres d'abeilles n'ont pas été sans peser aussi dans la balance de la loi. Personne n'ignore que les hyménoptères femelles et ouvrières sont porteuses d'un appareil vulnérant, essentiellement composé de glandules sécrétantes et d'un dard aigu, divisé et dentelé, saillant à volonté et percé dans sa longueur par un canal excréteur de venin.

La piqûre de l'abeille produit une douleur aiguë et cuisante, bientôt suivie d'un gonflement œdémateux et d'accidents fébriles (frisson, accélération du pouls) ordinairement bénins lorsque la piqûre, unique, n'a donné lieu qu'à une légère introduction du venin dans l'organisme. Au bout d'un jour ou deux, la scène morbide est terminée. — La sensation de brûlure fait place à celle de démangeaison. La tuméfaction disparaît, sauf lorsqu'elle siège au visage, et surtout aux paupières, chez les jeunes sujets lymphatiques : alors elle peut persister plus longtemps.

Quand les piqûres ont été très nombreuses, on voit parfois éclater des symptômes généraux sérieux, accidents nerveux, mal de tête intense, tendance marquée à la faiblesse et à la syncope.

On a même signalé des cas de mort. Il y a quelques années, le docteur Houlès a insisté dans le *Journal d'hygiène*, sur les propriétés *anesthésiques* du venin des hyménoptères. La suppression de la sensibilité qu'il détermine serait susceptible de s'étendre, comme celle du chloroforme, à la totalité de l'organisme (1).

Comment traiter la piqûre d'abeille? Il faut chercher à extraire l'aiguillon, en se gardant de comprimer le renflement qu'il présente, et qui n'est autre chose que la vésicule, le réservoir à venin. Pour cela, on se sert d'une fine aiguille, ou bien encore l'on coupe, tout d'abord, la poche à venin, au moyen de ciseaux à broder; puis, on extrait le dard, qui serait encor offensif comme corps étranger. On applique finalement sur la piqûre une goutte de teinture d'iode ou d'ammoniaque : une goutte de vinaigre fort de toilette remplit le même but.

---

1. Le Dr Terc a utilisé pour le traitement du rhumatisme chronique ces intéressantes propriétés. (Voir notre *Hygiène des Riches.*)

VII° CAUSERIE

LES MOUCHES

Exoriare aliquis, qui nous débarrasse un jour de cette nombreuse et importune famille de muscides, dont le suçoir ouvert pompe, sans trêve, tout ce qui se trouve à sa portée! La chaleur favorise le développement de ces parasites bourdonnants (étymologie sanscrite : de *maç*, bourdonner) et particulièrement de la *musca domestica* de Linnée, qui en est l'échantillon le plus commun dans nos climats. A l'état de larves (*asticots*), les mouches absorbent, pour se nourrir, les plus immondes produits de la putréfaction animale et végétale. A l'état de développement complet, il résulte des beaux travaux d'un patient micrographe anglais, M. Emerson, que la mouche se nourrit surtout d'organismes microscopiques, collaborant ainsi, pour une grande part, à ce travail de destruction ininterrompu qui constitue la vie, et qui en est la définition véritable :

> La mouche zigzague en tout lieu,
> Ce vampire en miniature,
> Qui lutine et se fait un jeu
> D'aller pomper sa nourriture
> Sur la chose et la créature !

Un naturaliste italien s'est livré, dernièrement, à cette effrayante statistique : il est connu et prouvé que la mouche produit, dans des conditions atmosphériques favorables, jusqu'à six générations annuelles. On sait, en outre, qu'une mouche dépose trente œufs, chaque fois, en moyenne. En supposant maintenant que la moitié de ces œufs donnent naissance à des femelles, la mouche produit, dans la première génération, 80 mouches, dont 40 femelles ; ces dernières donneront, à la seconde génération, toujours à raison de 80 œufs chaque fois, 3.200 mouches, dont 1.600 femelles. En continuant le calcul, on arrive à la conclusion terrible qu'une mouche peut, dans l'espace d'une année, se trouver à la tête de 8 milliards et 192 millions de descendants !

Admirablement douées par la Nature, sous le rapport des sécrétions digestives et de l'appareil de succion, les mouches ramassent, en voletant, une foule de parasites minuscules, ou même microscopiques, qu'elles agglomèrent sur le duvet de leur corps. Lorsqu'elles se posent quelque part (grâce aux ventouses de leurs pattes, elles peuvent se maintenir, en équilibre, sur les objets les plus glissants), les mouches raclent et réunissent, avec les pattes de devant, tous les parasites recueillis et les absorbent avec leurs suçoirs. Ce manège digestif a été, longtemps, pris pour un travail de propreté pure (Charles Nodier nommait, irrespectueusement, trois animaux très longs à faire leur toilette : *les chats, les mouches et les femmes*)... Mais revenons à l'hygiène, notre terrain familier.

C'est la *lucilia hominivorax*, ou mouche dorée de la viande, qui est la plus agressive pour notre espèce : elle dépose ses larves dans nos cavités naturelles ou sur nos plaies ; elle pé-

nètre dans les fosses nasales d'individus en-
dormis, et y produit les plus épouvantables
ravages. Les hémorragies incoercibles, la méningite et la mort sont, pour cette cause, assez
fréquentes dans certains pays, et notamment à
Cayenne : il faut, de bonne heure, que l'art
intervienne, par le moyen des solutions térében-
thinées ou chlorurées, en irrigations intra-na-
sales, seules capables de tuer et d'expulser les as-
oticts de la mouche carnassière. Dans nos pays,
on cite, de temps à autre, pendant la saison
chaude, des observations de mendiants ou
d'ivrognes, mangés ainsi, vivants, par les mouches, qu'attirent les ulcères et la malpropreté.
Au Sénégal, le fameux *ver du Cayor* n'est que
la larve d'une mouche, l'*ochromyia anthropo-
phaga* de Blanchard...

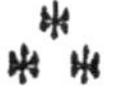

Chez nous, il est certain que bien des cas de
charbon et de pustule maligne ont été transmis
par les muscides, en Bourgogne et en Beauce,
et même à Paris, dans les beaux quartiers qu'ar-
rose la Bièvre! Cette transmission n'existerait

pas, si, au lieu d'enfouir, si profondément que ce soit, les cadavres charbonneux, on les incinérait, sans exception possible. Mais les autres germes et virus peuvent être, également, véhiculés par les mouches : la variole, la rougeole, la scarlatine sont parfaitement transmissibles par ce procédé. Grassi n'a-t-il pas démontré au moyen d'expériences rigoureuse, que les pattes de ces insectes disséminent tous les produits infectieux ? Or, avec leurs appétits éminemment *stercoraires*, les mouches cherchent et rencontrent, partout, ces produits : elles s'emparent des œufs de ténia et de trichine, aussi bien que des spores des teignes ; elles se trempent dans les *excreta* animaux, comme dans les moisissures végétales, puis, avec une suprême indifférence, elles viennent se poser sur notre peau et sur les aliments que nous ingérons. Spillmann et Haushalter ont démontré, également, que nos diptères domestiques renferment souvent, dans leurs intestins, le *bacille tuberculeux*, sucé par elles sur les crachats de phtisiques, dont elles sont friandes. Le docteur Carlos Finlay, de la Havane, affirme, de son côté, que les germes de la fièvre jaune sont propagés, avec une grande rapidité, et dans des espaces très étendus, par les trompes de ces insectes, Il attribue même à l'influence de l'inoculation par les moustiques la facilité de l'*acclimatation* : de très sérieuses statistiques démontrent la réalité providentielle de cette vaccination *por los moschitos*. Peut-être expliquera-t-on aussi, d'une manière analogue, la transmission épidémique des fièvres palustres ou intermittentes, dont le mode d'installation dans l'organisme humain est si remarquablement obscur? Tous les auteurs admettent, enfin, le rôle des mouches dans la production des ophtalmies algériennes et de celles du Nil, véritable plaie vivante de l'Egypte contemporaine. Enfin, l'illustre R. Koch reconnaît que ces insectes peuvent, parfaitement, dans certains cas, devenir les propagateurs du choléra morbus, et Longuet ajoute que, dans toutes les épidémies, la quantité des mouches est comme le thermomètre de l'infection...

Quand on voit les difficultés actuelles pour combattre les criquets; on ne peut guère songer (travail plus difficile encore, et vraiment her-

culéen), on ne peut guère songer à détruire
complètement

Le parasite ailé
Que nous avons *mouche* appelé.

A l'exemple des Syriens, que ces affreux
diptères ne laissaient jamais tranquilles, invo-
quons à notre aide Beelzébuth, le dieu chasse-
mouches, qui voudra bien nous aider à traduire
pour nos lecteurs, les mesures que l'hygiène
peut conseiller contre ces odieux insectes !

Nous ne dirons rien des carafes à mouches,
ni des cages en toile métallique, qui constituent
des moyens bien infidèles, bons peut-être à
amuser les enfants, mais insuffisants pour se
préserver des mouches, surtout à la campagne,
où elles sont si nombreuses...

Pour éloigner ces insectes des habitations, il
faut planter, aux alentours, du ricin rouge,
dont ils ont horreur, et maintenir, pendant le
jour, dans les chambres où nous couchons,
l'obscurité, qui les fait fuir : c'est, en grande
partie, à cause des mouches que les maisons
du Midi et de l'Orient sont si hermétiquement

closes. Le badigeonnage des plafonds à l'eau de chaux phéniquée et le collage des papiers de tentures avec une colle renfermant quelques centigrammes de sublimé corrosif sont également puissants contre les parasites de tous ordres.

Pour la destruction des mouches de latrines, désagréables autant que dangereuses, voici les conseils, fort judicieux, que donne un savant pharmacien bordelais, M. Carles : « Dissoudre cinquante grammes d'acide phénique dans un tiers de litre d'alcool dénaturé, et compléter un demi-litre avec de l'eau. Tremper une balayette dans cette mixture et asperger les trous qui servent de repaires aux mouches; répéter cette opération pendant plusieurs jours. L'acide phénique tue une grande partie des mouches, et disperse celles qui ne sont pas atteintes. Recourir, en même temps, à des soins de propreté consistant à soustraire à l'avidité des mouches les sécrétions humaines qui leur servent d'aliment. »

Pour conclure, nous écrirons avec un humoriste anglais : « Il fallait que le père Noé fût saoul comme un lord, pour consentir à embarquer, sur son arche, de si hideuses bestioles ! »

On peut ajouter, il est vrai, que ces infâmes parasites constituent l'une des meilleures preuves de l'existence de Dieu : car, pour sûr, (comme dit l'autre) ce n'est point l'homme qui les eût inventés... Terminons par le cri grammatical poussé par le bon Lhomond : *puer, abige muscas* !

VIIIᵉ CAUSERIE

MORSURES DE VIPÈRES

Les diverses variétés de vipères font, en Europe, des victimes par centaines. Songez que, rien que pour la Vendée et la Loire-Inférieure, M. Viaud-Grand-Marais a relevé, en six années, 321 cas de morsures, dont 62 mortelles ; et le docteur Fredet (de Royat) enregistrait, pour l'Auvergne, des statistiques analogues. La vipère est loin d'être rare aux environs de Paris ; elle se plaît principalement dans les sites rocailleux, montueux et boisés de la vallée de Montmorency et surtout de la forêt de Fontainebleau. Roulée en spirale dans les taillis, la vipère, brusquement, se détend comme un ressort, ouvre sa gueule, redresse ses crochets et frappe, à la façon automatique d'un marteau, l'inoffensif promeneur.

La morsure des vipères est surtout dangereuse lorsque ces animaux sont irrités par la faim, et à l'époque (mai, juin) où ils s'accouplent dans les *orgies de luxure* si bien décrites par Toussenel. Il faut savoir aussi que les grandes chaleurs, en corsant l'activité toxique du venin, augmentent les dangers de l'empoisonnement du sang par la morsure des vipères.

Qu'est-ce, en somme, qu'un venin? Un venin est un liquide malfaisant, sécrété par un organisme en bonne santé. Le venin diffère du virus en ce que son action semble s'éteindre dans le corps qu'il a frappé : de plus (malgré quelques expériences contradictoires récemment publiées), une première inoculation du venin ne paraît point conférer au sujet de l'immunité pour des inoculations ultérieures. Le principe actif des venins semble, enfin, plutôt chimique que microbien ; c'est ainsi que, pour l'envenimation vipérine, ce principe réside dans l'*échidnine*, isolée en 1843 par le prince Louis-Lucien Bonaparte. On doit à ce savant (qui fut peut-être le seul représentant utile d'une race à jamais maudite) des travaux de chimie organique fort intéressants sur cette question.

La morsure de la vipère produit une vive douleur qui, analogue à une déchirure ou à une brûlure, se répand bientôt dans le membre blessé. On y reconnaît la double empreinte des crochets ; parfois même, la morsure a été si violente que ces derniers sont demeurés dans la plaie. Celle-ci est enflammée, tuméfiée, d'un rouge violacé ou ecchymotique : elle laisse suinter une sérosité rougeâtre, et parfois se recouvre d'eschares gangréneuses. Dans ce cas le membre est engourdi, parsemé de taches livides, et les ganglions lymphatiques sont engorgés.

La gravité de la plaie est toujours en raison directe de la quantité de poison septique déversé dans le sang, et de l'âge peu avancé de la victime. Une heure ou deux après la morsure, apparaissent les phénomènes généraux d'em·poisonnement : angoisse violente, dépression et faiblesse étranges, difficulté de la respiration, nausées, vomissements et diarrhée (ces derniers symptômes démontrent que le venin s'élimine principalement par les voies digestives). L'envenimé ressent un mal de tête violent; la fièvre, vive, s'accompagne de sueurs visqueuses, l'haleine est très fétide, etc... Ces symptômes graves disparaissent, au bout de quarante-huit heures environ, lorsque (chose heureusement habituelle) la terminaison est favorable.

La mort survient surtout, selon Paulet, chez les sujets jeunes, faibles et timides : alors la prostration est extrême dès le début, tandis que brillent par leur absence les vomissements et la diarrhée d'élimination : — le malade succombe dans le délire, le coma ou les convulsions. L'autopsie montre un sang diffluent et rouillé, dont les globules sont le siège d'altérations et de déformations profondes : le cadavre se putréfie très rapidement.

Lorsqu'on échappe à une morsure grave, ce

n'est pas sans conserver longtemps, du côté du tube digestif, du cerveau et de la moëlle, certaines lésions, encore mal définies, qui compromettent gravement la santé. Certains auteurs signalent même un état de sénilité précoce, une sorte de *cachexie* bizarre, succédant à l'envenimation échidnique prononcée.

Vous allez comprendre, maintenant, pourquoi la bénignité de la morsure des vipères est assez habituelle. Les expériences célèbres de Fontana répondent à cette question. Fontana a démontré qu'il faut inoculer au moins 15 centigrammes de venin pour tuer un homme (il en faut 60 pour un bœuf, et moins de 1 milligr. pour un moineau!). Or, sachez qu'une vipère de bonne taille ne porte guère que 10 centigr. de venin dans ses vésicules : encore, cette provision ne saurait-elle être épuisée par une morsure unique. Il en résulte que l'homme peut ordinairement, sans en mourir, endurer la morsure de plusieurs vipères. Les chats et les chiens (peut-être parce qu'ils n'ont point peur) résistent plus victorieusement que l'homme aux accidents. Toutefois, les chiens de chasse perdent

ordinairement l'odorat (quelquefois la vue) à
la suite des morsures. Il n'y a guère que sur
les invertébrés que le venin n'agisse pas : c'est
à tort qu'on a prétendu que la vipère n'est
pas influencée par l'inoculation de son propre
venin; il est démontré qu'elle en éprouve
réellement quelque malaise. Ingéré dans l'estomac de l'homme ou des animaux, le venin
de la vipère est d'une innocuité absolue : il
n'opère que dans une plaie.

Le traitement des morsures de vipères a été
magistralement indiqué, dès l'antiquité, par
Celse, qui recommande : d'extraire avec pré-
caution les crochets, s'ils sont restés dans la
plaie; d'appliquer une ligature au-dessus de
celle-ci, et sur celle-ci, la succion ou des ventouses. On porte, ensuite, le malade dans un
lit bien chauffé et on lui fait boire du vin chaud
aromatisé. Celse avait également pressenti cette
vérité, démontrée, de nos jours, par Claude
Bernard : que l'envenimation est bien plus
grave chez les personnes à jeûn, — et recommandé de manger toujours, avant de parcourir
des campagnes suspectes.

Tous ces conseils sont excellents. La seule manière d'éviter les accidents généraux, c'est aussi d'imiter les psylles de l'antiquité : sucer la plaie en crachant fréquemment et en se lavant la bouche avec l'alcool pur, qui ferme les petites éraillures possibles de la muqueuse. L'alcali ne vaut rien contre les morsures de vipères : on a produit, en effet, l'envenimation, en inoculant à des animaux un mélange de venin et d'ammoniaque. Les meilleurs topiques sont : l'acide phénique ou le permanganate de potasse en solution au dixième, et la solution au centième d'acide chrômique (*Kaufmann*) injectée dans la région mordue. Mais ce qui vaut encore mieux, c'est de moucheter la peau, de la cautériser profondément au fer rouge et d'y appliquer des cataplasmes. En dehors de ces traitements, tout n'est qu'empirisme saugrenu et jonglerie de sorcier. Pour toute espèce de venin (aussi bien de serpents que de scorpions, d'abeilles que d'arachnides), la méthode curative consiste, d'abord à éliminer le poison, par la ligature, la pression, la succion ; ensuite à appliquer sur la plaie un agent neutralisateur ou mieux caustique. Finalement, il reste à traiter les accidents locaux ou généraux consécutifs.

IXᵉ CAUSERIE

UNE MALADIE DE L'ÉTÉ. — LA DIARRHÉE ÉPIDÉMIQUE

La diarrhée, c'est l'augmentation sécrétoire de l'intestin, le flux intestinal. Elle se présente habituellement sous la forme épidémique, dans les étés précoces et chauds, et provient fréquemment des altérations alimentaires (lait, viandes, champignons, etc...), de l'abus de fruits de qualité et de maturité douteuses, et surtout de l'usage d'une eau de mauvaise qualité (on sait combien Paris, et d'autres grandes villes sont tristement servis, sous le rapport des eaux potables).

Le choléra-nostras s'annonce, d'habitude, par de la diarrhée sans coliques, une fièvre légère, une langue chargée et la tendance aux vomissements, au hoquet, au refroidissement, aux crampes et aux syncopes.

L'amaigrissement est souvent d'une rapidité extrême : 20 kilogr. en une journée. Les déjections sont porracées et fétides : elles s'accompagnent de tranchées violentes, d'une soif brûlante, d'une vive anxiété. La mort survient, dans un cinquième des cas, au milieu de l'algidité, de la cyanose et des convulsions.

A côté de cette forme de diarrhée grave, nous décrirons une forme muqueuse et catarrhale, commune chez les arthritiques pendant la saison d'été. On peut dire de cette saison ce que F. de Lesseps a dit des pays chauds : ce qu'elle offre de plus à craindre, c'est le froid. A la suite de changements atmosphériques brusques, de refroidissement des pieds ou du ventre, d'une couverture insuffisante pendant la nuit, certains rhumatisants sont pris, volontiers, de coliques et de diarrhée. Rien ne réussit mieux, pour empêcher cette prédisposition, que le port habituel d'une ceinture de flanelle, directement serrée sur la peau. Lorsque la diarrhée alterne avec des accès d'asthme ou avec des éruptions eczémateuses, il faut savoir la respecter, comme on respecte un exutoire,

un dérivatif, un révulsif naturel. La diarrhée
des vieillards est, fréquemment aussi, une manifestation arthritique : on évitera de la couper
trop brusquement, pour ne pas provoquer de
la congestion dans des organes plus importants. Que de fois, dans ces cas, la diarrhée
n'agit-elle point comme une *saignée séreuse*
providentielle ! Il est un certain nombre de flux
intestinaux dont l'organisme semble ainsi bénéficier : parfois même, une diarrhée légere est
préférable à la constipation : sous ce rapport, le
plus avare peut devenir prodigue. (Wiel.) Le
respect de la maladie est l'une des formes les
plus utiles de la médecine, et l'expectation est
fréquemment le plus énergique de tous les
remèdes à employer.

Il existe une variété de diarrhée, qui prend
naissance à la faveur d'une sorte d'indigestion
intestinale. Il suffit, pour la produire, que les
aliments, insuffisamment élaborés par l'estomac, viennent irriter l'intestin grêle, y provoquer un flux muqueux et biliaire et exagérer ses
mouvements péristaltiques normaux (c'est à
l'exagération du *péristaltisme* intestinal qu'est

dû le phénomène connu sous le nom vulgaire de *coliques*). Les anciens donnaient à cette variété de diarrhée (fréquente chez les gros mangeurs, chez les dilatés de l'estomac et chez les dyspeptiques flatulents) le nom très imagé de *lientérie*. Lientérie vient du grec *leios* (poli) et *enteron* (intestin) parce que les aliments, rejetés à demi-digérés, semblent glisser sur la muqueuse intestinale, sans y subir aucune élaboration. La diarrhée lientérique alterne parfois avec la constipation habituelle : chez certains sujets, la défécation ne s'effectue que par débâcles.

A côté des diarrhées infectieuses, rhumatismales et lientériques, il est bon de réserver une petite place aux diarrhées *nerveuses*, qui surviennent, par action réflexe, à la suite d'émotions morales. Voltaire a spirituellement décrit cette diarrhée *des combattants* et élucidé, avec un grand bon sens, « les rapports qui existent entre un boulet de canon et une selle ». Tous les éducateurs de la jeunesse connaissent les flux de ventre qui tracassent les jeunes gens au milieu des concours et des examens... Diarrhées nerveuses...

Traçons, maintenant, quelques principes généraux concernant la cure des diarrhées. Sans recommander la *diète sèche*, je pense qu'il faut réduire, le plus possible, la quantité des boissons. Le lait, additionné de deux cuillerées d'eau de chaux par litre; l'eau albumineuse (2 ou 3 blancs d'œufs battus dans un litre d'eau, sucrée légèrement avec du sirop de coing) apaiseront la soif, tout en modérant le flux intestinal. Quant aux aliments les plus recommandables, ce sont : les bouillies de riz et d'avoine, la purée de lentilles, les œufs à la coque bien cuits, le macaroni et les nouilles, le poulet rôti et le veau braisé, avec un peu de purée de pommes de terre préparée au lait, etc...

Dans les diarrhées accompagnées d'une soif vive, je recommande particulièrement l'emploi de la *limonade gommeuse* : vous faites bouillir pendant un quart d'heure un litre d'eau, une tête de pavot, soixante grammes de gomme arabique; après avoir passé la liqueur, vous y exprimez le jus de deux beaux citrons et vous édulcorez légèrement le tout.

Il y a deux siècles, on saignait constamment

les diarrhéiques. Une anecdote montrera, à cet égard, jusqu'où l'esprit de système est capable de pousser les médecins. Le célèbre botaniste Guy de la Brosse était mort d'un flux de ventre causé par l'abus du melon : « Il refusa la saignée, dit Gui Patin, prétendant que c'était le remède des pédants sanguinaires : mais le diable le saignera en enfer, comme le mérite un fourbe, un athée, un imposteur, un homicide ! » C'est peu de temps après, que Chirac disait cette incroyable parole : « Je saurai bien accoutumer la petite vérole à la saignée. » Mais revenons au traitement des diarrhéiques.

Dans les diarrhées bilieuses et infectieuses, il est bon de faire précéder toujours le traitement de l'administration d'un purgatif salin. Pour apaiser la soif, qui est souvent très vive, et pour obtenir, à la fois, une action antiseptique, on prescrira une limonade avec 4 grammes d'acide lactique par litre. Si la diarrhée persiste, on administrera, toutes les heures, une cuillerée à soupe d'une potion avec 150 grammes de sirop de ratanhia, 6 grammes de salicylate de bismuth et 20 grammes d'élixir parégorique (agitez avant l'usage).

Dans la forme catarrhale ou rhumatismale, je prescris, tous les jours, 4 cachets avec 25 centigr., de sulfate de quinine et 15 centigr. de poudre de Dower, et je donne l'eau de Vichy en lavements, chauffée et additionnée de quelques gouttes de laudanum. Contre la lientérie ou diarrhée des gros mangeurs, Corvisart a préconisé la pepsine, dans le but théorique de parfaire la digestion stomacale. C'est, à la vérité, une médication bien infidèle et bien illusoire, que l'on peut remplacer avantageusement par un lavement purgatif et par l'administration interne (dix gouttes, toutes les heures, dans une infusion de gomme arabique) de la teinture composée que je formule ainsi : teintures de rhubarbe, de noix vomique, d'ipéca et de cascarille, parties égales.

Il est juste d'observer, toutefois, que les médications internes (et surtout celles à base d'opium, de tannin ou de bismuth) sont fréquemment inutiles, dans la lientérie confirmée, à cause de l'absence absolue d'*absorption* : on est bien fondé, dans ces cas, à pratiquer des injections sous-cutanées de morphine, pour faire taire le flux gastro-intestinal en s'adressant au système nerveux qui le gouverne en maître et souverain. Localement, on se bornera à agir, sur l'intestin lui-même, d'une façon plus mécanique que médicamenteuse, par des lavements avec la décoction de grande consoude, additionnés de poudre d'amidon et d'un peu de teinture de cachou ou de Kino.

Xᵉ CAUSERIE

HYGIÈNE DE L'AUTOMNE

Octobre et novembre exercent, à peu près, sur l'homme, l'action qu'ils manifestent sur la nature, et nous ressentons, jusqu'à un certain point, sous l'influence de l'automne, les symptômes de languidité, de faiblesse, de refroidissement, de flétrissure, qu'éprouvent les végétaux. Heureusement cette influence n'est que passagère et transitoire, étant donnée la merveilleuse flexibilité de l'être humain aux variations atmosphériques et météoriques.

> Octobre, sur les bois posant ses pieds vermeils,
> Ensanglante leur cime et fait choir leur verdure;
> Les arbres inquiets, pressentant la froidure,
> Accrochent à leurs flancs l'or des derniers soleils.

Avant tout, méfions-nous des premiers froids. La traîtreuse bronchite nous guette : si les doctrines parasitaires du jour découvrent jamais l'origine du microbe de cette maladie (elle en a un : elles en ont toutes), ce sera, n'en doutez pas, dans un courant d'air, dans la brusque inconstance des vents, dans une pluie torrentielle qui aura traversé les vêtements insuffisants !

Beaucoup d'exercice au grand air et un bon habillement de laine : voilà comment nous réagirons contre l'abaissement thermique, voilà comment nous entretiendrons l'activité fonctionnelle de la peau, qui tend à s'abaisser aux approches de l'hiver. Avec de bons vêtements et de fortes chaussures, on peut braver les meurtrières intempéries de la saison automnale.

Le vêtement constitue alors, suivant l'expression de Liebig, l'équivalent d'un supplément de nourriture. Gardons surtout nos cous libres de toute entrave, sous peine d'exalter notre sensibilité aux angines, aux coryzas, aux laryngo-bronchites. Ce sera peut-être pour nos lectrices un grand sacrifice que de renoncer à l'élégance du *boa* fourré, qu'elles portent avec tant de grâce ; mais l'intérêt de leur santé est, pour nous, supérieur au caprice de la mode. Or, le cachenez-pelisse est un de ces protecteurs perfides dont il faut se méfier : il congestionne et empourpre le visage : il entretient sur le cou une moiteur habituelle des plus fâcheuses : que cette transpiration se tarisse brusquement, et la porte est ouverte au rhume et à l'angine...

L'humidité et le brouillard sont surtout nuisibles aux personnes qui ont les bronches sensibles, et dont les muqueuses se congestionnent facilement. Ces sujets ne sont que des variétés de rhumatisants : de même que l'automne ramène les manifestations musculo-articulaires du rhumatisme, il réveille aussi la susceptibilité des muqueuses. Cela se voit surtout chez les enfants, dont le lymphatisme n'est souvent que le reflet d'un arthritisme de race.

C'est à partir des derniers mois de l'automne que s'accroît la léthalité par *débilité sénile* et par *débilité congénitale* : à tous ces sujets, refroidis avant la lettre, s'adressent spécialement les stations dites *hivernales*, dont notre littoral méditerranéen offre les types les plus réussis, comme stations *automnales*...

En dehors de ces *refroidis*, beaucoup d'adultes, bien portants en apparence, beaucoup de femmes surtout, souffrent d'un continuel froid aux pieds. Pour remédier à ce symptôme, fertile en maladies de tout genre, il faut recourir à l'huile de foie de morue et aux préparations ferrugineuses ; supprimer les jarretières et les chaussures étroites, qui entravent la circulation normale des extrémités ; frictionner les pieds à l'alcool, ou mieux à l'alcoolé de tannin ; prendre fréquemment des bains ou mieux des douches de pieds, pour réveiller la vitalité des tissus et provoquer la réaction thermique.

A l'alimentation de choix, aux vêtements en

laine, à l'exercice régulier, il est indispensable
d'ajouter, dans l'intérieur de nos habitations,
des moyens hygiéniques de chauffage. C'est
surtout dans cette saison qu'il faut savoir se
garer de la triste et asphyxiante chaleur de nos
modernes poêles, et savoir qu'une cheminée
tirant le mieux possible constitue le mode de
chauffage à la fois le plus salubre et le plus
réjouissant : nous ne nous lasserons jamais de
répéter qu'il vaut cent fois mieux avoir froid
avec une cheminée tirant trop bien, qu'avoir
chaud avec un poêle qui vous anémie sourdement ou vous expose à une asphyxie brusque.
Souvenons-nous donc que la chaleur rayon-
nante d'une cheminée qui tire bien constitue le
mode de chauffage le plus sain et le plus hygiénique. Après la cheminée (et plus à la portée
des bourses modestes), se trouve le poêle en
maçonnerie bien construit, avec revêtement
en faïence. Celui-là ne modifie guère l'atmosphère respirable : s'il ventile assurément moins
qu'une bonne cheminée, en revanche, il ne
déverse pas l'asphyxiant acide carbonique, ni
l'oxyde de carbone meurtrier. Il n'exige pas ces

5.

infinies précautions que nécessite.., simplement *pour n'être point meurtrier,* le poêle métallique le plus usuel (1).

Dans les appartements, en hiver comme en automne et au printemps, il faudra toujours tempérer son calorique de manière à ce que la chaleur de l'appartement ne dépasse point 15 à 18 degrés, moyenne conforme aux règles de l'hygiène. On ne saurait croire combien de malaises et de maladies sont engendrés, tous les hivers, par un chauffage mal compris : les vertiges, les maux de tête opiniâtres, les accès d'asthme et l'aggravation des affections respiratoires peuvent souvent être mis sur le compte des appareils qui produisent la chaleur artificielle.

Quant aux souffrances du tube digestif que l'on constate en cette saison, elles dérivent, le plus souvent, le plus communément, des écarts de régime et du surmenage de l'estomac. Nous ressentons le besoin d'une nourriture plus abondante et plus tonique; mais, au

---

1. Voir, plus loin, les détails sur l'*Hygiène du Chauffage.*

lieu de procéder par une gradation sage, nous abusons de la vigueur apparente d'un estomac exigeant, pour faire des excès de viande et de gibier, pour abuser du vin pur et des assaisonnements.

De là, la plupart de ces embarras gastriques, de ces dérangements intestinaux, de ces états bilieux, que nous constatons, chaque automne, dans la bourgeoisie dirigeante. Ce sont les inconvénients de son culte pour la table; c'est le revers de la médaille gastronomique. Les aliments de luxe abondent, en cet âge de l'année où renaissent les dîners en ville, ces doux entreteneurs de l'amitié. C'est aussi le moment où l'hygiéniste doit faire entendre sa vilaine voix de trouble-fête et rappeler au gourmand que

Tout fricot raffiné mène à la pharmacie!

Disons enfin quelques mots de l'éclairage, pour terminer ces conseils de saison. Quel que soit le système préféré, adoptons toujours une lumière fixe, dont l'agitation possible ne vienne point fatiguer la vue. Rejetons l'éclairage stéarique intensif, parce qu'il émet des fumées hydro-carbonées et empyreumatiques irritantes, si les bougies brûlent en grand nombre dans la pièce à éclairer.

Une bonne lampe à huile végétale dégage peu de fumée ; mais nous lui préférons la lampe à essence minérale rectifiée, dont la flamme est blanche et très éclairante. Toute lampe destinée au travail doit être, d'ailleurs, revêtue d'un abat-jour opaque. Nous rejetons, par conséquent, malgré leur distinction décorative, ces dentelles transparentes et ces couleurs bariolées, qui ne sauraient ne point fatiguer les yeux.

En attendant que le progrès nous dote d'un éclairage électrique pratique à domicile, la lumière du gaz est suffisamment hygiénique pour la vue, si l'on fait usage d'un bec circulaire, avec bonne cheminée de verre et régulateur fonctionnant bien. Mais il faut se souvenir que la combustion de l'hydrogène carburé exige beaucoup d'oxygène et qu'elle dépouille singulièrement l'air respirable de ses propriétés vitales. Les pièces d'appartement éclairées au

gaz devront donc être l'objet d'une aération
fréquente. On évitera ce mode d'éclairage dans
les chambres à coucher. Heureusement, la
flamme d'un bec de gaz, en consommant beaucoup d'oxygène, donne aussi beaucoup de chaleur : ce qui rend aisée la ventilation par un
simple appel d'air froid, et ce qui diminue
ainsi les inconvénients de l'éclairage en question.

XIe CAUSERIE

LES ANGINES

C'est, suivant l'expression de Sydenham,
dans l'entre-deux des saisons, que les angines
apparaissent le plus fréquentes. L'antichambre
de l'hiver, avec son froid humide et ses brusques variations thermiques, constitue, assurément, la saison la plus favorable à leur développement. Les angines sont l'apanage des jeunes
gens : communes surtout de quinze à trente
ans, elles récidivent, avec la plus grande faci-

lité, chez les sujets arthritiques, qui, dans notre bourgeoisie contemporaine, se nomment légion. Pour prévenir ces récidives des angines, nous appliquerons toujours avec succès le traitement général constitutionnel de l'arthritisme (1) en lui adjoignant un traitement local consistant surtout en gargarismes quotidiens avec l'alcoolé de menthe phéniqué, suivant la formule indiquée dans notre *Hygiène de la beauté*.

L'amygdalite aiguë est précédée, ordinairement, de mal de tête, de courbature fébrile et d'embarras gastrique. Elle se manifeste par des picotements, de la sécheresse et de la chaleur à la gorge, avec douleur pendant la déglutition, difficulté d'ouvrir la bouche, voix nasonnée, raideur du cou, et fréquemment, sensations pénibles dans les oreilles. L'examen de la gorge accuse un gonflement inflammatoire plus ou moins prononcé, des amygdales, de la luette et du pharynx.

L'amygdalite aiguë a une durée de six à huit

---

1. Voir notre *Hygiène des Riches*.

jours, qui est doublée si les deux amygdales sont envahies consécutivement. Parfois, elle passe à l'état chronique; parfois aussi, elle se termine par un abcès de la loge amygdalienne (*esquinancie* des anciens). Cette terminaison suppurative s'annonce par un frisson, une difficulté plus vive de la déglutition, de la phonation et même de l'ouverture de la bouche. Lorsque l'abcès ne s'ouvre point spontanément, il faut administrer un vomitif énergique. Dans le cas où le vomitif, lui-même, échoue, on doit ouvrir l'abcès à l'aide d'un bistouri recouvert de sparadrap jusqu'à la pointe.

Les gargarismes antiseptiques sont très employés dans toutes les formes d'angines aiguës. Celui qui nous donne les meilleurs résultats se compose d'une infusion de feuille de coca additionnée, par litre, de 10 grammes d'acide borique et 3 grammes d'hydrate de chloral.

Lorsque les abcès des amygdales ont une tendance à se répéter trop souvent, il faut détruire ces nids à microbes, dangereux autant qu'inutiles. A l'excision et aux caustiques ignés ou galvaniques, nous préférons l'acide chromique en badigeonnages, qui ne prédispose pas, comme le fait la destruction rapide, aux hypertrophies des glandules de l'arrière-gorge, supplémentaires des amygdales.

Certains observateurs contemporains décrivent une forme microbienne, infectieuse, contagieuse et inoculable, de l'amygdalite aiguë. Si leur théorie était démontrée, elle nous expliquerait l'épidémicité des angines, signalée par les anciens; elle ferait également comprendre pourquoi certaines amygdalites, simples en apparence, peuvent s'accompagner de délire aigu, d'état général grave, se compliquer de pleurésies et de pneumonies purulentes; être suivies, enfin, d'anémie et dé faiblesse persistantes et parfois même (comme l'est la diphtérie), d'une paralysie de la convalescence. Pour notre part, nous croyons que ces amygdalites infectieuses ne sont pas autre chose que des formes atténuées de ladite diphtérie, ou des modalités particulières de la grippe...

L'angine couenneuse ou *diphtérie* débute à la façon insidieuse d'un mal de gorge bénin. C'est le type de la maladie qui mord sans aboyer, qui s'installe dans l'organisme sans tapage. On constate quelques plaques molles et blanchâtres, adhérant à la muqueuse sous-jacente et se reproduisant facilement après ablation; les glandes sous-maxillaires s'engorgent, et voilà une intoxication infectieuse, parfois mortelle pour l'organisme, sans même qu'il soit besoin de transmission aux voies respiratoires! La gravité du *croup*, diphtérie du larynx, tient plus, d'ailleurs, de l'infection que de l'asphyxie. C'est pour cela que l'opération de la trachéotomie est, si fréquemment, inutile.

L'empoisonnement infectieux général, parfois foudroyant, détermine bien peu d'état fébrile, mais une immense dépression des forces vitales; son caractère *totius substantiæ* se traduit aussi par les complications (albuminurie, pneumonie, paralysie) si communes, que déterminent les angines diphtéritiques. Il est également mis hors de doute par la large place qu'occupe la médication tonique et reconstituante dans le sauvetage des malades. Il faut, avant tout, en effet, fournir à ces malheureux la résistance vitale nécessaire pour lutter contre l'infection qui les envahit. On les alimentera, par conséquent, avec des potages épais, du jus de viande, des œufs frais à peine cuits, des sorbets à la viande, du champagne frappé : il est, d'ailleurs, reconnu que l'application locale du froid possède l'influence la plus favorable sur les lésions diphtéritiques.

Il faut bien se garder de prendre pour angine couenneuse les amygdalites qui surviennent chez les herpétiques, les scarlatineux et les rhumatisants : il s'agit alors de dépôts *pultacés* jaunâtres, friables, non adhérents, qui n'ont rien des fausses-membranes de la diphtérite.

Le récent congrès d'hygiène de Londres a mis en lumiére un certain nombre de faits concernant les épidémies diphtéritiques. Non seulement le mal augmente parmi les populations agglomérées, mais encore sa gravité croît, au fur et à mesure que les grands travaux d'assainissement sont entrepris dans les centres urbains. Les travaux de drainage du sol raméneraient-ils à sa surface les germes *remisés*, mais *tenaces*, de la maladie, pour favoriser ainsi de nouvelles éclosions et propagations épidémiques? La science actuelle n'est point éloignée de l'admettre et d'envisager le bacille de l'angine couenneuse comme un bacille *fécal*, fort analogue à celui de la fièvre typhoïde.

Quoi qu'il en soit, on n'arrivera à déraciner les épidémies diphtéritiques que par une destruction complète, sur place, des fausses membranes suspectes de recéler le microbe contagieux; par une désinfection énergique et persévérante (ou mieux encore la destruction par le feu) de tous objets souillés de produits morbides; enfin, par l'isolement prolongé des malades, dans les familles, comme dans les hôpitaux, et la fermeture des écoles, institutions, jardins d'enfants, etc., où se sont manifestés des cas suspects (1).

---

1. Voir : Dr E. Monin, *La lutte pour la santé.*

XII° CAUSERIE

CONSEILS AUX RHUMATISANTS

Dans son magistral *Traité du Rhumatisme* (si remarquablement traduit en français par le Dr Brachet), le Dr Archibald E. Garrod fait remarquer les contradictions étranges des observations et statistiques concernant les causes du rhumatisme. Tandis que, pour Besnier (de Paris) par exemple, le *maximum* des atteintes rhumatismales est en juillet et le *minimum* en janvier, c'est le contraire pour Lange (de Copenhague). Ces divergences tiennent, probablement, à ce qu'il faut incriminer plutôt les brusques fluctuations thermiques que la température prise en elle-même. L'humidité et les pluies abondantes ne paraissent pas, non plus, posséder une notable influence sur les explosions épidémiques du rhumatisme, si communes dans les régions tempérées du globe.

En revanche, les tendances héréditaires et

diathésiques sont hors de doute, comme causes prédisposantes des affections rhumatismales. Parmi les professions qui fournissent le plus de rhumatisants, on note celles qui nécessitent l'exposition au froid (facteurs des postes, sergents de ville), un grand exercice musculaire (forgerons), et le travail dans les pièces fermées et très chaudes (boulangers, cuisiniers); ces derniers corps de métiers sont évidemment exposés au refroidissement brusque, au moment de chaque sortie à l'air-libre. Le surmenage, la combinaison du froid et de la fatigue jouent, d'ailleurs, pour tous les auteurs, un rôle déterminant, comme agents provocateurs des états rhumatoïdes.

Dans notre *Hygiène des Riches*, nous avons compendieusement, décrit les règles sanitaires et le régime de la vie lui conviennent aux sujets arthritiques. Cette importante question pratique a été également élucidée, avec le plus grand soin, par le docteur Garrod, qui (par droit de conquête et par droit de naissance) représente le mieux l'école médicale anglaise, si fertile en travaux de tous ordres, surtout pour ce qui concerne la goutte et le rhumatisme, diathèses britanniques par excellence.

Même dans les attaques légères de rhumatisme, il est bon que le sujet garde le lit, à l'abri des refroidissements et des courants d'air. C'est peut-être là le seul moyen efficace d'empêcher les complications graves de survenir, notamment du côté du cœur ; car on sait que, si le rhumatisme lèche les synoviales, les plèvres, les méninges même, il mord le cœur. Dès que cet organe a perdu sa virginité valvulaire, on peut dire que l'existence humaine est en danger: l'un des supports du fameux trépied vital (et le plus important peut-être) menace, en s'ébranlant, d'effondrer l'économie entière.

Le régime alimentaire du rhumatisant consistera, ordinairement, en lait et en farineux : l'élément azoté devra être réduit à son *minimum* (œufs, poisson) et le sujet devra s'abstenir de la viande et des boissons alcooliques. L'eau de seltz mélangée au jus de citron (*lemon squash*) est peut-être, avec le lait, la boisson la plus favorable aux rhumatisants. Les médicaments alcalins (4 à 5 grammes de bicarbonate de potasse dilués, en potion quotidienne) rendent également de grands services pour le traitement des formes aiguës du rhumatisme. En maintenant la solubilité de la fibrine dans le sang et en favorisant au plus haut degré les éliminations morbifiques, en alcalinisant, enfin, le sang, qu'acidifiait l'acide lactique, le traitement alcalin éloigne assurément les complications cardiaques et autres.

La méthode curative actuellement en faveur pour combattre toute manifestation arthritique aiguë, est la médication salicylée. Elle supprime la fièvre, diminue la tuméfaction articulaire et écourte notablement la durée, naguère interminable, de la maladie. Certains praticiens anglais insistent sur la préférence que l'on doit accorder aux salicylates naturels, tels qu'ils se rencontrent dans l'huile essentielle de *wintergreen*, par exemple. En France, nous prescrivons d'ordinaire le salicylate de soude, artificiellement extrait de la houille, ou plus exactement, préparé par le moyen de l'acide phénique.

Passons, maintenant, aux complications les plus fréquentes et aux traitements qu'elles né-

cessitent. La péricardite se traite par les sangsues, les vésicatoires, et (en cas d'épanchement
abondant) par la ponction du péricarde. Contre
l'endocardite, le repos absolu et prolongé, avec
diète lacto-alcaline, voilà ce qui réussit encore
le moins mal... Contre la pneumonie, le sulfate de quinine. Pour combattre l'angine, recommandons les gargarismes salicylés et co-
caïnés. Dans les cas de fièvre excessive et de
rhumatisme cérébral, il faudra employer les
grands bains tièdes, dont la température sera
graduellement abaissée jusqu'à 20 degrés et
même 15 degrés, par l'addition de fragments
de glace. La durée de l'immersion variera d'un
quart d'heure à une heure et même davantage.

Contre les manifestations chroniques du
rhumatisme, les préparations salicylées ne présentent plus aucune utilité sérieuse. Nous
prescrivons alors surtout la teinture d'iode
iodurée à l'intérieur. Le docteur Garrod vante
les alcalins unis à la quinine, ou encore le gaïac
combiné au citrate de potasse et à l'écorce de
quinquina. Cette médication a peut-être sa valeur sur les Anglais : mais, en France, nous ne

croyons pas qu'il soit possible de traiter sérieu-sement, sans le secours de l'iode, les formes chroniques du rhumatisme.

Parmi les eaux minérales recommandées contre les manifestations de l'arthritisme, nous ne croyons guère que la composition chimique possède une bien grande importance : tout nous paraît résider dans les modalités (encore si mal déterminées, du reste) de la thermalité naturelle des sources. Toutefois, nous préférons réserver les chlorurées sodiques (Royat) aux arthritiques forts, tandis que les sulfureuses conviendraient plutôt aux lymphatiques et aux débilités. Les attaques aiguës successives anémient singuliè-rement les malades et affaiblissent, au dernier point, leur système musculaire : c'est alors que les eaux sulfureuses chaudes nous semblent indiquées. Aux douches et à la balnéation, de-vront s'ajouter les frictions et les massages, qui vivifient si bien les fonctions de la peau. Il faut aussi insister sur le régime vestimentaire de laine, qui possède une action excitante et vaso-motrice répartie, en permanence, à la surface du tégument externe. N'oublions jamais cet

6

aphorisme, éminemment exact, du docteur Chevandier : « C'est par la peau qu'entre le rhumatisme, c'est par la peau qu'il doit sortir. »

XIII° CAUSERIE

L'HYGIÈNE DE L'HIVER

La saison d'hiver, favorable aux sujets robustes et valides, dont les réactions organiques sont franches et faciles, devient singulièrement fatale aux pauvres, aux vieillards, aux affaiblis, à tous ceux, en un mot que défend mal une vitalité amoindrie où déchue. Le froid est le symbole de la misère. La léthalité est dominée, alors, surtout par les affections respiratoires aiguës : bronchite, pneumonie, pleurésie, etc.

Il ne faudrait point croire, toutefois, que lesdites affections soient en rapport constant avec l'intensité du froid. Les voyageurs du pôle s'accordent pour observer que, tant que le thermomètre reste très bas, dans ces régions glaciaires, chacun se porte bien, personne ne tousse. Dès que cet instrument s'élève aux environs du 0°, on voit, au contraire, rhumes et bronchites aussitôt apparaître. Il en est de même, en hiver, dans nos pays. Ce n'est pas le froid vif et sec qui est le plus à craindre : ce sont les transitions atmosphériques, soit qu'elles proviennent des météores eux-mêmes, soit qu'elles s'engendrent par l'habitude déplorable de surchauffer nos appartements. C'est pourquoi le meilleur conseil à donner, en cette saison, est toujours de remplacer la chaleur étouffante des poêles par la douce et ventilante combustion de la cheminée. On évitera ainsi les impressions traîtresses du froid extérieur sur la peau dilatée et en moiteur : on obtiendra, de plus, cette bonne aération, indispensable aux poumons pour élaborer une bonne chaleur animale.

La meilleure manière d'éviter les effets néfastes du froid sur l'économie n'est point, en effet, de se chauffer avec le calorique artificiel, mais bien avec le calorique *naturel* que nous portons en nous. L'exercice actif est, pour cette raison, indispensable, surtout en hiver, pour le bon fonctionnement de la peau et la salutaire excitation de la circulation périphérique. L'action du froid sur l'organisme consiste, en effet, essentiellement, dans le rejet à l'intérieur de l'organisme, des activités circulatoire et nutritive; à ce mouvement, correspond un mouvement inverse d'anémie et d'abaissement dans la vitalité de la peau et des muqueuses. Notre savant confrère, le docteur Féré, a démontré, en outre, que l'action du froid augmente notoirement la pression artérielle. En voilà plus qu'il n'en faut pour expliquer la fréquence des congestions pulmonaires et viscérales qui déciment, pendant la saison des froids, un si grand nombre de vieillards !

Et pourtant, on dit et l'on répète communément que l'hiver est une saison plus saine que l'été, parce qu'il est plus facile d'éviter les effets du froid que ceux de la chaleur. Il y a évidemment beaucoup de vrai dans ce vieux cliché de la sagesse populaire; avec une bonne nourriture, des vêtements chauds, un logement sain, la saison hivernale peut être considérée comme la plus salubre..., pour les sujets bien portants,

toutefois, dont le cœur et les poumons possèdent toute l'intégrité voulue.

L'estomac, qui est la chaudière, ou plutôt la
cornue (comparaison pour la forme plus exacte)
de la machine animale, l'estomac possède, en
hiver, toute la vigueur nécessaire pour digérer,
sans encombre, l'alimentation la plus substan-
tielle; les viandes fortes, les corps gras, si in-
digestes au printemps et en été, seront donc
admirablement utilisés, pendant les grands
froids, comme matériaux de combustion hydro-
carbonés. C'est pour cela que l'hiver est la saison d'élite pour les dîners en ville : le froid
permet alors aux gourmands de satisfaire leurs
passions sans trop de remords. « Il faut, disait
Parry, des estomacs robustes, pour résister au
Pôle. » On comprend bien pourquoi les gros
mangeurs endurent si merveilleusement le
froid.

L'hiver amène, fréquemment, chez les femmes surtout et chez les sujets de faible résistance, des névralgies faciales fort pénibles : ces
névralgies ne résistent guère à la quinine, qui
en est le remède véritablement héroïque. Il est

une autre classe de névralgies bien plus rebelles, nous voulons parler des *sciatiques*. Elles s'observent, nombreuses, en hiver, à Paris, et surtout par les temps de neige. Nous les attribuons, avec toutes apparences de raison, à l'habitude, prise par notre édilité, de fondre les neiges, sur les chaussées, au moyen du sel dénaturé répandu *largâ manu*. On nous fabrique, de cette manière, un excellent mélange réfrigérant, capable d'abaisser la température à vingt degrés de froid. Le piétinement dans un semblable mélange est reconnu comme des plus nuisibles à la santé des chevaux, pourtant fort peu sensibles, par la nature des téguments cornés de leurs sabots. Jugez ce qu'il produira sur des femmes et sur des enfants, munis même des *snow-boots* les plus perfectionnés !

Outre les inconvénients hygiéniques qui résultent de ce système, il est fort onéreux pour la Ville et il facilite certainement moins la circulation des voitures que ne le ferait l'épandage du sable, si utile à l'entretien de nos chaussées, principalement depuis le pavage en bois. Nous souhaitons donc, à tout point de vue, que la *salaison* des voies publiques ne soit employée qu'en cas de neige persistante ou de verglas dangereux : dans ces cas, l'on ne saurait trop généraliser ce système, réservé jusqu'ici, à tort, aux quartiers riches de la capitale.

Somme toute, le froid de l'hiver n'est guère redoutable dans nos climats, pourvu que les oscillations thermo-barométriques soient peu sensibles et que l'on suive une hygiène conforme à la saine raison. Les affections respiratoires, et surtout la pleurésie et la pneumonie, sont, en effet, plutôt l'apanage des régions où l'hiver n'est qu'une longue série de variations atmosphériques étendues. A Paris, c'est l'humidité qui est surtout à craindre : elle crée ou réveille les affections dites *rhumatismales*. Il est bien plus difficile de réaliser l'acclimatement à l'humidité que l'acclimatement au froid. De plus, le froid a une action véritablement tonique et nutritive sur l'organisme, action due à la condensation de l'atmosphère, cette nourrice de la respiration. L'humidité, au contraire, relâche tout le mécanisme humain : elle entraîne des névralgies, des inflammations articulaires;

elle appelle des lésions superficielles sur toutes les muqueuses, et ouvre ainsi la porte aux épidémies dérivant de la constitution morbide dite *catarrhale* : rougeole, grippe, scarlatine, érysipèle, oreillons, etc...

Dans la saison d'hiver, il faut, avant tout, préférer la méthode d'endurcissement à la méthode de préservation à outrance. Si l'on se sent touché, en quelque point de l'organisme, il faut alors se hâter d'enrayer la marche de la vie ordinaire. L'endurcissement au froid doit surtout s'exercer sur le cou et sur la face : c'est en supprimant la sensibilité de ces régions que l'on éloigne le plus sûrement les coryzas, angines, rhumes, torticolis et autres plaies de l'hiver. Graves, l'illustre médecin de Dublin, renvoyait impitoyablement de l'hôpital tout étudiant en médecine qui arrivait, en janvier, revêtu d'un cache-nez. Il ne pouvait, disait-il jamais faire un médecin, celui qui violait cette loi fondamentale d'hygiène usuelle.

Le vêtement d'hiver devra être suffisamment chaud ; un pardessus bien conditionné est la condition *sine quâ non* pour affronter la température de la rue. Quant aux chaussures, lorsqu'elles sont solides et dûment imperméables, on peut s'écrier, avec Collin d'Harleville :

Janvier a ses beautés et la neige est superbe !

Le froid aux pieds ne saurait exister pendant la marche, si les chaussures sont bonnes : autrement, il indique une faiblesse dans la constitution du liquide sanguin, et par conséquent la nécessité de l'administration des ferrugineux et de l'huile de foie de morue...

Terminons cette causerie par quelques conseils pratiques pour traiter les engelures, si fréquemment réfractaires aux ressources de la médecine, surtout lorsqu'elles s'attaquent à des individus lymphatiques et anémiés. Il faut, d'abord, instituer un traitement général de l'état constitutionnel ; administrer, tous les matins, une cuillerée à soupe d'huile de foie de morue iodoformée au centième ; avant chaque repas, une cuillerée à café de sirop d'iodure de fer ; après chaque repas, un verre à madère de bon vin de quinquina. Tous les quatre ou cinq jours, on donnera un bain sulfureux artificiel, tiède, de trente-cinq minutes. Les engelures *non ulcérées* se traitent en enveloppant, matin et soir, pendant une heure, les parties atteintes, dans de la gaze boriquée, que l'on imbibe, toutes les dix minutes, avec un mélange de benjoin, teinture d'iode, teinture thébaïque, alcool camphré et glycérine, parties égales. Si l'engorgement des régions atteintes est très prononcé, on ajoutera à ce traitement de petits cataplasmes d'amidon tiède et des bains locaux phéniqués, ou mieux *créolinés*, au centième. Sur les engelures ulcérées, on fera des lavages avec le vin aromatique, tous les matins, suivis de pansements secs ou pulvérulents avec l'acide borique, le salol ou l'iodoforme. Tel est le traitement général des engelures.

Quant aux gerçures par le froid, elles guérissent par les frictions avec l'eau de Cologne mélangée de 10 p. 100 de teinture d'iode, ou par un mélange d'eau de roses et de glycérine, 100 grammes de chaque, et acide gallique 5 à 10 grammes.

XIVᵉ CAUSERIE

HYGIÈNE DU CHAUFFAGE

Nous n'hésitons pas à le répéter dès le début :
le seul mode de chauffage susceptible d'être
entièrement approuvé par l'hygiène est celui
par rayonnement : la flamme à luminosité
joyeuse qui pétille dans la cheminée. Une cheminée bien construite, munie d'un tablier de
tôle, pour activer au besoin son tirage, chasse
au loin toute fumée, éloigne tout gaz incom-
mode ou nuisible. Non seulement elle n'altère
en rien la composition de l'air de l'habitation,
mais encore elle établit régulièrement la meilleure, la plus admirable des ventilations, la
ventilation par appel. La cheminée, « qui tient,
comme le dit un vieil auteur, si doulce com-
paignie », est d'invention française, ainsi que,
d'ailleurs, tous les engins de sociabilité. On
n'aurait certainement jamais cherché à sup-
planter son action, si elle était aussi écono-

mique qu'elle est salubre. Malheureusement, (comme le démontrent les expériences célèbres du général Morin) une cheminée ouverte n'utilise guère que les treize centièmes de la chaleur qu'on y développe ; le reste s'enfuit au dehors, inutile fumée...

Les calorifères à eau chaude, à vapeur ou à air chaud, très usités en Angleterre et en Amérique, ne sont guère employés chez nous (à cause de leurs frais d'installation ruineux) qu'à chauffer les somptueuses demeures ou bien nos édifices publics. Parmi les nombreux poêles qui se disputent la faveur publique, le poêle en faïence est encore le moins mauvais, surtout s'il est placé dans une antichambre ou dans une grande pièce. Tout poêle, quel qu'il soit, est, en effet, un instrument plus ou moins complet de viciation de l'air, parce qu'il n'entretient dans la chambre qu'une faible ventilation. Pour peu que l'on tourne la clef destinée à diminuer son tirage, déjà faible, les produits malsains de la combustion refluent aussitôt dans l'appartement.

Les poêles en fonte ont fait bien des victimes.

à cause de la décomposition de cet alliage par la chaleur, et de la production d'oxyde de carbone qui en résulte. En 1865, notre illustre Velpeau communiquait à l'Institut un rapport du Dr Carret (de Chambéry) sur une épidémie de pseudo-méningites qui n'avaient point d'autre cause. Qui n'a remarqué la chaleur lourde, nauséeuse, sèche et désagréable produite par ce mode de chauffage? S'il ne provoque pas toujours l'asphyxie tragiquement mortelle, il entraîne, peu à peu, la déglobulisation du sang et la déchéance vitale. L'anémie et le lymphatisme des cuisiniers et des blanchisseuses s'expliquent ainsi. Les braseros d'Espagne et d'Italie ont fait périr des milliers de personnes; si les accidents qu'ils causent ne sont pas plus fréquents, c'est grâce au mauvais état habituel de toutes les clôtures, dans les pays du Midi, où pas une porte, pas une fenêtre ne joignent convenablement.

Les cheminées-poêles, cheminées dites à la prussienne, etc., lorsqu'elles sont convenablement installées, participent aux avantages économiques de la chaleur par contact, tout en empruntant au chauffage par cheminées les avantages d'un calorique rayonnant et ventilateur. L'hygiéniste non intransigeant peut en faire la concession. Il n'en est pas de même pour les poêles mobiles, portatifs, américains, etc., qui exigent une extrême surveillance. Dans ces sortes d'appareils (dont la manie bête de l'épargne irréfléchie favorise, hélas ! le succès), la combustion du charbon s'opère de bas en haut, et l'acide carbonique produit se transforme presque entièrement en oxyde de carbone. Même construit en tôle et adapté, par un long tuyau, à une cheminée de bon tirage, le poêle économique est toujours malsain, dans nos appartements ordinaires. Tous les jours, nous constatons des maux de tête, avec vertiges, perte d'appétit, etc.,,,, chez des femmes ou des enfants obligés de passer l'hiver à la maison. Ces indispositions disparaissent dès que nous faisons éteindre le poêle et allumer la cheminée.

L'explication en est aisée à saisir. Toute économie, quelle qu'elle soit, réalisée dans le chauffage, ne saurait s'opérer qu'au détriment de l'oxygène de l'air. Or, l'oxygène n'est pas seulement l'élément de la combustion du feu : il doit également assurer une combustion beaucoup plus importante, la combustion vitale. Non seulement donc un chauffage selon l'hygiène ne doit pas trop brûler cet élément primordial de la vie; nous demandons, en outre, qu'il déverse, par la ventilation, une certaine quantité d'oxygène supplémentaire, venu du dehors, dans nos appartements trop soigneusement clos de toutes parts, lorsque

> Le nez rouge, la face blême,
> Sur un pupitre de glaçons,
> L'Hiver exécute son thème
> Dans le quatuor des saisons !

Renonçons donc à une épargne qui est capable d'entraîner la faillite de notre santé, et revenons au chauffage coûteux, mais rationnel, de la gaie cheminée. Les Anglais, si pratiques dans la vie, mais si bons pour leurs malades, installent à profusion dans leurs salles d'hôpitaux (ils en mettent jusque dans les corridors et même les escaliers!) de larges âtres où brûle, huit mois de l'année, un feu d'enfer. Ils savent bien, eux malins, que cette dépense, faite au nom de l'hygiène, est, en réalité, une économie : car rien, a-t-on dit, n'est plus coûteux que la maladie, si ce n'est la mort.

Il faut condamner, c'est le cas de le dire, *sans appel*, tout appareil de chauffage dont le tirage est incomplet ou insuffisant. Dans une expérience due au savant naturaliste Gréhant, un chien, placé dans une chambre vitrée de 10 mètres cubes, avec l'un de ces poêles, mourut en une heure et demie. L'autopsie de l'animal constata que 14 centimètres cubes d'oxyde de carbone avaient été fixés par 100 centimètres cubes de sang. On sait que l'oxyde de carbone est, par excellence, un poison du sang, dont il tue, pour ainsi dire, le globule rouge, puisqu'il annihile toutes ses propriétés vitales. Outre l'oxyde de carbone (qui, à la dose d'*un demi-centième* seulement dans un espace confiné, détermine la mort d'un adulte) les poêles sans tuyaux, de même que tous les poêles, mobiles ou non, dont le tirage est insuffisant, les poêles à gaz sans communication suffisante avec l'air extérieur, etc., etc., dégagent encore une grande quantité d'acide carbonique, fort nuisible également au jeu de la respiration et à la santé.

Un mot, maintenant, sur les combustibles à employer pour le chauffage.

Parmi les combustibles, le bois est celui qui produit la chaleur le plus régulièrement douce et agréable (notamment les bois bien secs de chêne et de hêtre). La houille brûle incomplètement et émet des vapeurs sulfureuses, dues aux pyrites qu'elle renferme. Le coke, qui recèle beaucoup d'oxyde de carbone, est, toutefois, un bon combustible de cheminée, lorsqu'il brûle au fond d'une grille bien conditionnée, dont la disposition défend aux émanations de se rabattre dans la chambre. Les briquettes perforées donnent une chaleur gaie, saine et économique. La tourbe et la tannée sont de très médiocres combustibles, dégageant une odeur désagréable. Quant au chauffage par le gaz, il est ou insuffisant ou asphyxique; de plus, il est fort cher, à Paris du moins. Toutefois, le poêle à gaz de F. Siemens, de Dresde, mériterait, pour sa disposition ingénieuse, d'être apprécié par les hygiénistes de notre pays, où nous manquons encore de bons appareils de cette nature.

Toute pièce d'appartement où l'on se tient habituellement, doit être munie d'un thermomètre. Autant que possible, cet instrument ne doit pas marquer moins de 13° et plus de 15° centigrades. Une température plus élevée entraîne, en effet, des congestions, des hémorragies, de la faiblesse, et diminue singulièrement la résistance de l'organisme aux impressions météoriques. Une température inférieure cause des rhumatismes, des névralgies, des rhumes, et devient surtout funeste aux âges extrêmes de la vie. La cause la plus ordinaire des maladies de l'hiver réside dans la transition du chaud au froid : pour la combattre, nous conseillons de laisser, peu à peu, s'éteindre le feu de la pièce, avant de mettre les pieds au dehors. La chambre à coucher doit toujours être munie d'une cheminée : on n'y entretiendra jamais un feu constant ; mais, matin et soir, durant vingt minutes, on y allumera une flambée de petit bois bien sec, et, la flambée terminée, on abaissera complètement le tablier.

J'entends, maintenant, le lecteur me demander : quels sont les prodromes qui signalent l'empoisonnement par l'oxyde de carbone? Malheureusement, ce gaz délétère et toxique n'est point, comme le gaz d'éclairage par exemple, doué d'une odeur qui signale et prévient, jusqu'à un certain point, ses redoutables dangers. Force est bien de s'en rapporter uniquement aux symptômes fonctionnels et de conseiller la ventilation immédiate par l'ouverture de toutes les fenêtres, dès que, dans un appartement chauffé, nous ressentons de la lourdeur de tête, des éblouissements, des symptômes spasmodiques.

L'empoisonnement aigu par l'oxyde de carbone se manifeste par une période d'excitation plus ou moins longue, suivie d'une période de dépression ordinairement mortelle. Quand la victime ne meurt pas de son intoxication, il ne faut pas se hâter, pour cela, de porter un pro-

nostic favorable : souvent, surviennent tardivement (un mois ou deux après l'accident), des
signes d'obstructions vasculaires, des para-
lysies, des névralgies rebelles, ou encore des
pneumonies, des œdèmes des extrémités,
ulcères, gangrènes locales, etc... Le docteur
Lancereaux a étudié ces complications étranges,
qui ne sont point sans analogie avec celles de
l'alcoolisme, si nettement décrits par cet éminent maître de la science médicale.

Le traitement le plus rationnel et le plus efficace de l'asphyxie par les poêles mobiles consiste dans les applications d'eau froide, la fla-
gellation, les piqûres d'éther, les inhalations
d'oxygène, la galvanisation des muscles de la
poitrine.

A côté des phénomènes tragiques de l'asphyxie, se place la forme insidieuse et sournoise
de l'intoxication oxycarbonée, que nous signa-
lions comme fréquente chez les cuisiniers, les
blanchisseuses, les repasseuses et les individus
qui vivent sédentaires dans une chambre où
brûle un poêle de fonte. Les symptômes con-
sistent en maux de tête violents et inexplica-

bles, accompagnés de vertiges, de défaillances et d'une anémie progressive. L'estomac refuse les aliments ou les digère mal ; il survient des accès de toux spasmodique et irritante, des troubles de la vision, du gonflement des extré-mités, etc. Tous ces phénomènes graves dispa-raissent, comme par enchantement, dès qu'un médecin perspicace s'avise de remonter à la cause et de la supprimer. Nous possédons, quant à nous, une vingtaine d'observations de ce genre : ce qui est beaucoup, pour une prati-que médicale peu active et spécialisée dans les maladies de la nutrition.

Le tableau qui précède s'explique aisément, lorsqu'on sait que l'oxyde de carbone est le poison le plus fatal aux globules sanguins : Claude Bernard a démontré qu'il suffisait d'un six-millième de ce gaz dans l'atmosphère, pour entraîner la mort d'un animal. Plus les ani-maux sont jeunes, plus grave est l'intoxication. Avis à ceux qui ont des enfants... et des poêles mobiles !

Terminons cette causerie par quelques mots sur le chauffage des voitures publiques. Il est indispensable de substituer au chauffage par la braise chimique l'emploi de bouillottes analogues à celles des chemins de fer. A la suite de plusieurs accidents mortels, la préfecture de police de Paris a été obligée de rappeler aux Compagnies de petites voitures que, en cas d'asphyxie par le charbon de Paris, survenu dans un fiacre, elles seront poursuivies d'office par le Parquet, pour homicide par imprudence.

XVᵉ CAUSERIE

LES LARYNGITES

Une affection de l'hiver, c'est l'enrouement, dû à une laryngite catarrhale, qui complique fréquemment le coryza ou la bronchite. L'enrouement tient à l'épaississement inflammatoire de la muqueuse des cordes vocales. On le guérit à l'aide d'un vomitif léger, de bains de pieds sinapisés fréquemment répétés, de cataplasmes très chauds, appliqués, trois fois par jour, durant cinq minutes, au devant du cou. On ajoute à ce traitement le repos et la diète, les boissons calmantes : il est bon de cesser, en outre, de parler et de fumer, parce que la parole et le tabac exaspèrent le chatouillement douloureux, la toux, l'oppression et la raucité discordante de la voix, dans toutes les laryngites.

On ne saurait étudier l'enrouement sans dire quelques mots des laryngites : cette étude élémentaire (que rend intéressante la fréquence des affections laryngées) fera l'objet de notre quinzième causerie.

Les affections du larynx comptent de très nombreuses variétés. A l'état aigu, c'est la forme *catarrhale,* compagne inséparable du coryza et de la bronchite, ou la forme *striduleuse* des enfants ; c'est, enfin, le *croup* ou diphtérie du larynx. A l'état chronique, ce sont : les laryngites granuleuses ou *glanduleuses* des orateurs, assez bénignes, et favorisées par le dessèchement de la muqueuse qu'entraîne une respiration prolongée par la bouche ; et les formes graves, qui ulcèrent et détruisent l'organe, et que l'on rapporte au tubercule, à la variole, à la syphilis, au cancer, à la morve, à la fièvre typhoïde, etc. Toutes ces maladies du larynx ont pour symptômes communs : une douleur, exaspérée par la respiration et la parole ; une toux plus ou moins fréquente et des altérations variées de la voix. Ces dernières tiennent, soit à l'épaississement des cordes vocales, soit à la paresse des muscles du larynx, qui ne se contractent plus à l'unisson comme ils le devraient.

Il ne faut pas croire que l'aphonie ou perte de la voix soit toujours causée par une lésion du larynx. Il existe des aphonies véritablement *nerveuses*, c'est-à-dire sans lésions. On les voit apparaître, sans cause connue, chez les hystériques ; ou bien elles résultent d'une violente émotion, joie, colère, terreur, etc. Le « *vox faucibus hœsit* » du poète est une vérité d'observation physiologique fréquente, que l'on a essayé d'expliquer par la brusque suppression de la secrétion salivaire, aussi indispensable à la phonation qu'à la déglutition. Les aphonies nerveuses sont ordinairement transitoires. Elles sont fréquentes chez les chanteurs qui s'émotionnent, et surtout chez les chanteuses, que les excès de travail et la vie artistique à outrance conduisent, si communément, à la chlorose et au nervosisme. Dans ces cas surtout, il faut attendre la guérison du traitement général, dont les toniques et l'hydrothérapie formeront la base. On peut conseiller aussi l'électrisation locale, et Morell-Mackensie (l'illustre spécialiste, mort dans ces derniers temps), a précisément établi sa réputation en guérissant un grand nombre d'artistes lyriques (affligés de *couacs* et d'extinctions de voix) par le moyen du *laryngeal galvanizer*, appareil électrique de son invention, qui fit fureur autrefois à Londres.

Contre l'enrouement et l'aphonie subits, je recommanderai l'emploi de la tisane impériale, qui m'a fréquemment donné de bons résultats. On ingurgite en une seule fois un mélange de 100 grammes d'infusion chaude de tilleul, 45 de sirop d'erysimum et dix gouttes d'ammoniaque. Cette tisane est nommée *impériale*, parce qu'elle guérit Napoléon à son retour de l'île d'Elbe, affligé d'un] enrouement fâcheux qui l'empêchait de répondre aux nombreuses députations semées sur sa route triomphale.

Une forme assez singulière de laryngite aiguë est celle que l'on a désignée sous le nom de *faux-croup* : laryngite striduleuse ou spasmodique, elle éclate, chez un enfant, au milieu du silence de la nuit, par une toux rauque, déchirée, stridente et sonore, avec respiration rapide et pénible et voix enrouée. Cette névrose laryngée est fréquente jusqu'à l'âge de dix ans, époque où le larynx commence à se développer : les accès, au nombre de quatre ou cinq généralement, se produisent, la nuit, par suite de la gêne respiratoire survenue, dans un larynx physiologiquement rétréci, à l'occasion d'un léger état catarrhal. Le faux-croup ne présente aucune gravité, et cède facilement à l'application d'une éponge très chaude au devant du cou, et à l'administration interne d'un peu de sirop d'ipéca. Quant au croup véritable, loin de s'annoncer par des allures éclatantes, la toux qui le caractérise est toujours sourde et éteinte.

La laryngite aiguë peut, d'ailleurs, survenir par l'action du froid, des vapeurs ou poussières irritantes, des efforts vocaux, etc. Elle est fréquente dans le coryza, la grippe : elle éclate facilement chez les syphilitiques et les alcooliques. Alors, la voix devient rauque, la toux quinteuse, la déglutition difficile (l'épiglotte participant à l'inflammation), et la respiration, plus ou moins anxieuse, chatouille désagréablement la muqueuse excoriée. Dans ces cas, il faut prescrire : le repos à la chambre, la diète, les tisanes adoucissantes, les bains de pieds sinapisés, la suppression du tabac et de la parole, les insufflations de chlorate de potasse, les frictions irritantes au devant du cou. Si les phénomènes se prolongent ou deviennent trop intenses, alors les vomitifs et le traitement direct au laryncoscope sont indiqués sans retard.

Les laryngites chroniques qui tiennent à une maladie générale comme le cancer, le typhus, la morve, la syphilis, la variole, la phtisie, s'accompagnent toujours d'ulcérations profondes, de végétations, d'abcès, de nécroses des cartilages. Dans ces cas, la toux, que Trousseau comparait à une éructation étouffée, rejette une expectoration compacte, qui renferme les déchets anatomiques des tissus détruits par le mal. Dans la phtisie laryngée, les douleurs sont souvent très vives au moment de la déglutition, le bol alimentaire pressant sur la partie postérieure du larynx, qui est le siège habituel des ulcérations tuberculeuses. La voix est étouffée le matin, par suite de l'accumulation nocturne des mucosités, et le soir, par suite de la fatigue respiratoire de la journée.

La phtisie du larynx n'est guère connue, dans son essence, que depuis l'invention du laryngoscope par le Hongrois Czermak (1858); elle est surtout fréquente chez les tuberculeux dont la lésion pulmonaire est avancée; mais elle est loin d'être rare, comme manifestation précoce de la phtisie, chez des sujets dont les poumons sont légèrement atteints et qui ont encore conservé les apparences extérieures de la santé; elle est même possible, en tant que manifestation primitive de la tuberculose, quoique le fait ne soit pas, à beaucoup près, admis par tous les auteurs (1).

Chez les phtisiques, il est probable que le larynx se prend secondairement, soit par l'inoculation directe, sur la muqueuse, de produits tuberculeux virulents, soit par la voie des vaisseaux sanguins et lymphatiques, qui charrient l'infection ; mais il est probable, disent MM. Gouugenheim et Tissier, que le premier mode de contamination est le plus fréquent. L'examen laryngoscopique rend, d'ailleurs, l'étude des diverses lésions végétantes ou ulcéreuses aussi facile sur le malade qu'elles le seraient sur un cadavre. La phtisie laryngée vulgaire débute par de l'enrouement; la voix devient rauque et aphone et la toux *éructante*. La déglutition est pénible, la respiration gênée, par suite du rétrécissement ou de l'obstruction du larynx. Le cancer du larynx produit rarement une aphonie plus complète que la tuberculose. Quant à la douleur qu'éprouve le malade

1. Voir le chapitre *de la Phtisie* dans notre ouvrage intitulé *La Lutte pour la Santé*.

en avalant, elle est surtout due à l'ulcération de l'épiglotte et aux poussées congestives qui règnent dans l'arrière-gorge ; elle se rattache aussi, parfois, à des altérations concomitantes de la phtisie laryngée, qui intéressent la base de la langue, le pharynx et l'œsophage. Les hémorragies sont rares et dépendent, le plus ordinairement, des lésions anatomiques de la phtisie commune.

Il n'entre pas dans le programme de ces causeries de décrire au complet les symptômes objectifs ou fonctionnels, capables de faire différencier la phtisie laryngée de la syphilis, du cancer et des végétations du larynx : ce sont là des points délicats et exclusivement médicaux, mais dont l'importance est extrême, on le conçoit, au point de vue surtout du pronostic. Car, il faut bien le dire : la médecine ne possède encore, contre la phtisie, que des armes palliatives ; la tuberculose appartient toujours à ce groupe, hélas! imposant, de maladies, que l'on ne guérit point, mais qu'on panse. Krause et Heryng ont, toutefois, obtenu la cicatrisation complète d'ulcérations tuberculeuses du larynx, par les applications de la curette et les attouchements avec l'acide lactique. Les porte-éponges laryngiens, les insufflateurs et pulvérisateurs permettent le traitement calmant par la cocaïne, la morphine, le menthol; le traitement modificateur par l'iodoforme, l'acide borique, le nitrate d'argent, l'acide chromique, la créosote, etc... Mais, de tous les caustiques employés contre les ulcères tuberculeux du larynx, l'acide lactique est le pansement qui a fourni les résultats les plus sérieux. En le combinant avec les scarifications, le curettage et le cautère galvanique, on obtient, presque constamment, des améliorations capables d'éloigner l'échéance fatale et de retarder l'opération de la trachéotomie.

Il faut naturellement instituer une médication générale, basée sur l'administration interne de l'iodoforme, de l'arsenic, des sulfureux et de l'huile de foie de morue créosotée, associée avec les préparations phosphatées et avec une suralimentation reconstituante.

Les sujets atteints de laryngites ulcéreuses succombent, ordinairement, soit par gangrène

du larynx, soit par œdème de la glotte. C'est
sur l'imminence de cette dernière complication
que le docteur Bramann pratiqua, sur le fils de
l'empereur Guillaume, cette opération d'urgence que l'on appelle la *trachéotomie*, l'ouverture de la trachée.

Le mal improprement nommé *œdème de la
glotte* est un gonflement, en bourrelet, de l'orifice supérieur du larynx : cet œdème débute,
souvent, d'une manière brusquement violente,
dans le cours d'une affection laryngée ; les
mouvements respiratoires, surtout dans l'inspiration, deviennent très difficiles ; l'aphonie est
complète, et l'étouffement et l'asphyxie sont
prochains, si l'on ne se hâte de fournir passage
à l'air atmosphérique. La trachéotomie, qui
fournit ce passage, est alors une simple opération d'expédient, qui ne peut faire, en rien, pré-
juger l'issue de la maladie elle-même : c'est
ainsi que, presque toujours mortelle dans le
croup (alors que l'organisme est empoisonné
par une maladie infectieuse générale), cette opération guérit, presque à coup sûr, les œdèmes
de la glotte qui proviennent de l'ingestion d'un

liquide caustique ou de l'irritation par un corps étranger.

Sans être offensive par elle-même, la trachéotomie est, fréquemment, suivie de mauvais résultats, parce qu'elle est pratiquée alors que le malade est déjà affaibli, et que des accès successifs de suffocation et d'œdème glottique ont laissé des traces morbides sur les divers points de son arbre aérien. C'est ainsi que cette opération détermine ou accroît des complications thoraciques graves, telles que la bronchite capillaire et la pneumonie, dont les précautions, minutieuses même à l'excès, sont parfois incapables d'empêcher le cours fatal.

———

XVIe CAUSERIE

BRONCHITES ET MALADIES RESPIRATOIRES
« A FRIGORE »

C'est à la bronchite aiguë légère, avec catarrhe nasal et enrouement, que le public réserve le nom vulgaire de *rhume*.

Le rhume comprend trois périodes. Dans une première période, le malade ressent une impression de chaleur dans la poitrine; sa toux est sèche et fatigante; il éprouve souvent une légère oppression, suffisamment explicable par le coryza concomitant; de plus, il se produit fréquemment un léger accès de fièvre, avec quelques frissonnements. Cet état dure deux ou trois jours; puis, dans une deuxième période, ces symptômes s'atténuent; la toux n'est plus accompagnée d'une douleur derrière le sternum, mais elle est suivie d'expectoration blanchâtre, quelquefois jaunâtre et épaisse. Enfin, dans une troisième et dernière période, tout rentre dans l'ordre : la toux se raréfie; l'appétit, qui était plus ou moins perdu, revient à son poste; la fièvre cesse et l'état général redevient bon. La durée totale du *rhume* ne dépasse guère trois semaines. Les conséquences n'en sont graves que lorsque le rhume a été *traité par le mépris*. Les anciens disaient à ce propos : « Un rhume négligé est une phtisie commencée. »

Quels moyens faut-il diriger contre le rhume?

La pratique populaire, qui consiste à le faire avorter en buvant une liqueur spiritueuse très chaude, est souvent nuisible, rarement utile. Le repos, le régime, la chaleur modérée, les remèdes adoucissants et pectoraux, dont le meilleur type est le bon lait additionné de sirop de gomme et avalé chaud, forment la base du traitement. Si la douleur de poitrine est très marquée, on applique devant le sternum un sinapisme et on a recours à des expectorants (kermès, ipéca en pastilles). Si l'oppression est très vive, la bronchite n'est pas un simple rhume, limité aux grosses bronches : c'est sou-vent une *bronchite capillaire* ou *autre chose*, qui nécessite l'appel immédiat d'un médecin.

J'ai souvent obtenu le calme et le soulage-ment complets de l'oppression et de la douleur, dans la bronchite aiguë, par l'administration, toutes les heures, d'une cuiller à café de sirop d'éther mêlé à du sirop de tolu : je fais, en même temps, inhaler, sur un mouchoir, quel-ques gouttes d'un mélange par parties égales d'essence de pin, d'éther et de wintergreen.

Les bronches se congestionnent et s'en-

flamment aisément sous l'influence du froid.
La bronchite *a frigore* dure de deux à six semaines, et son traitement est fort rarement
dirigé par le malade; aussi n'y insisterons-nous
pas outre mesure. Parfois, à la bronchite simple *des grosses bronches*, succède en quelques
heures. la forme morbide dite *capillaire*. La
douleur de poitrine devient alors déchirante,
l'angoisse respiratoire extrême; la face est pâle,
les lèvres sont violettes, la parole brève, l'expectoration impossible, le pouls rapide et inégal.
En un mot, les symptômes de la bronchite capillaire nous offrent une combinaison de ceux
de la bronchite aiguë et de l'asphyxie. Dans
ces circonstances, il importe d'agir vite. On
administre, immédiatement, au malade, un vomitif; on couvre sa poitrine et ses cuisses
de sinapismes en feuilles, et on cherche, au
plus tôt, les secours du médecin le plus
habile.

Les congestions pulmonaires, dans la froide
saison, sont graves, surtout chez les vieillards,
dont elles peuvent entraîner la mort subite,
par asphyxie, ou de mortelles complications,

de nature hémorragique. Enfin, les individus sujets à l'asthme, cette névrose de la respiration, voient, pendant l'hiver, leurs accès spasmodiques se multiplier, par l'excitation que détermine le froid sur leurs extrémités bronchiques si susceptibles. Il est de ces malades dont la respiration, en hiver, est presque toujours pénible, convulsive et sifflante. La nuit, ils sont obligés de la passer assis sur leur lit ou dans un fauteuil (1).

Chez les asthmatiques, les affections pulmonaires intercurrentes sont toujours graves et souvent mortelles. Lorsque l'iodure de potassium, les bains sulfureux et les cigarettes de datura ont été impuissants à améliorer l'état de ces malades, nous leur conseillons de chercher un climat modéré et constant (s'il en existe) pour passer l'hiver. La chaleur artificielle est très nuisible aux asthmatiques, de même que les vapeurs, poussières et odeurs di-

1. Voir, pour l'étude de *l'Asthme*, le chapitre que j'ai consacré au traitement de cette maladie, dans mon *Hygiène des Riches*.

8

verses des grands centres. Ils devront choisir, comme habitation, un endroit bas et abrité, préférablement aux lieux élevés : l'air des forêts leur convient également mieux que l'atmosphère maritime.

Ils doivent s'abstenir des alcooliques, des exercices violents, rechercher les distractions, éviter l'isolement, et recourir, pour toute médication, au vin de quinquina et à l'arséniate de soude, quelques milligrammes par jour.

XVII° CAUSERIE

LA LUMIÈRE, AGENT DE L'HYGIÈNE

Tout ce qui respire, tout ce qui vit, dans la nature, est soumis à la bienfaisante influence de la lumière. Darwin et Boyle ont décrit ces espèces florales qui parviennent à suivre constamment le soleil dans son parcours et à le regarder sans cesse. Même les minéraux, les pierres, subissent les influences lumineuses, qui déterminent, chez eux, certaines réactions et diverses combinaisons moléculaires nouvelles fort appréciables.

Dans l'obscurité, la vitalité des êtres se maintient, pour ainsi dire, à l'état embryonnaire. C'est ainsi que la privation de lumière semble jouer le rôle capital dans l'étrange suspension nutritive constatée chez les animaux hibernants (tortue, hérisson, crapaud). Tout le monde connaît cette expérience, réalisée, au début du siècle par Edwards : on place des têtards dans deux boîtes percées de trous, l'une opaque, l'autre transparente, et l'on plonge au fond d'une rivière ces deux boîtes. Trois semaines après, le récipient transparent contient des grenouilles, alors que le récipient opaque n'est encore habité que par des têtards. On a également observé que certaines anguilles, vivant dans des eaux souterraines, ne parviennent jamais à l'âge adulte. Morren remplit deux vases d'eau pure : l'un est éclairé par le soleil, et la vie ne tarde pas à s'y manifester par la présence d'infusoires, absents du vase maintenu à l'abri des rayons solaires.

Ces diverses expériences nous obligent à

envisager le soleil, *cette ombre de Dieu* (Byron), comme un grand stimulant vital. Les physiologistes ont également prouvé qu'il augmente la coloration rouge du sang, indice de la richesse de ce liquide (*hémoglobine*), de même qu'il corse la coloration verte (*chlorophylle*), qui marque la santé des plantes. Dans cette action des rayons solaires, la luminosité joue un rôle, à coup sûr, plus important que la radiation calorifique. Siemens l'a prouvé péremptoirement, en démontrant la pousse hâtive des récoltes sous l'action d'une lumière électrique intense : les cultivateurs du Nord avaient déjà vérifié, de longue date, l'influence des brillants clairs de lune sur la végétation. Pour ce qui est de la plante humaine, on sait que les varioleux, maintenus dans l'obscurité, sont moins *marqués* que les autres; on sait aussi que les habitants des régions polaires, les Esquimaux, sont hâlés à l'excès et ont le visage rempli de taches de rousseur, non par les rayons du soleil, mais par l'excessive diffusion lumineuse des cieux de ces régions.

« L'organisation, le mouvement spontané,

la vie, n'existent, à la surface de la terre, que dans les lieux exposés à la lumière. On dirait que la fable du flambeau de Prométhée était l'expression de cette vérité physiologique qui n'avait point échappé aux anciens. Sans la lumière, la nature était sans vie ! elle était morte et inanimée. Un Dieu bienfaisant, en apportant la lumière, a répandu sur la surface de la terre l'organisation, le sentiment et la pensée. » (Lavoisier.)

C'est surtout la lumière violette qui, d'après de récentes expériences, favoriserait le développement de la vie organique des végétaux et des animaux : aussi les Américains appliquent-ils, depuis quelque temps, les propriétés de cette lumière au jardinage et à l'élevage.

La lumière est l'une des branches du trépied hygiénique, dont l'air et l'aliment forment les deux autres branches. Non seulement elle globulise le sang, mais encore elle invigore le système nerveux et vitalise le tégument externe. C'est même probablement à la faveur surtout d'une excitation cutanée particulière que s'explique, sur notre économie, l'action du rayon-

8.

nement solaire diffus. Il est probable aussi que l'œil agit comme un collecteur lumineux, un accumulateurs chargé de répartir, sous forme de santé, les rayons lumineux dans tout l'organisme, par une série de vibrations particulières. De l'œil, partent, en effet, bien des réflexes dus à la lumière : le plus commun est l'éternuement par sensation lumineuse, que Féré rapporte à l'hypersécrétion lacrymale. Tout le monde a pu également remarquer la pâleur ivoirine des aveugles.

Le soleil est la joie, la gaieté, la consolation des êtres vivants, et sa lumière constitue le meilleur des stimulants nutritifs. Les bains et les douches de soleil sont précieux pour les anémiques : les architectes américains construisent partout, maintenant, des *solariums*, ou serres vitrées, destinées à cet objet. On sait aussi que les pansements à la lumière solaire réussissent mieux que ceux faits dans l'obscurité. Un matelas, des vêtements, se désinfectent aux rayons du soleil. Les expériences d'Arloing démontrent que la lumière est l'alliée la plus sûre de l'homme pour la guerre aux bactéries et aux spores d'infiniment petits, dont le rôle morbifique est aujourd'hui si universellement suspecté. Purificatrice de l'air, ennemie jurée des moisissures et des germes *anaérobies*, la lumière solaire est aseptique et hygiénique par excellence. Le soleil est le roi des chimistes; mieux que tous les agents naturels ou artificiels, il neutralise et arrive à innocenter les fermentations organiques les plus malfaisantes.

La privation de soleil détermine chez les prisonniers, chez les mineurs, l'apathie physique, la démoralisation, l'anémie grave, la tendance à l'hydropisie. En même temps, l'œil acquiert une sensibilité rétinienne maladive. Rappelez enfin vos souvenirs classiques et évoquez le fameux cachot de Denys-le-Tyran, noir au sous-sol, blanchi à la chaux et inondé de lumière au rez-de chaussée : les prisonniers, en montant, sans transition, à cet étage, après avoir habité pendant quelques semaines l'étage inférieur, étaient ainsi frappés de cécité soudaine et irrémédiable...

« Les brouillards d'Albion engendrent le *spleen*, comme le soleil du Midi produit ce

que Daudet nomme le *mirage méridional.* »
(Gouzer.)

La plupart des pâles et chlorotiques habitants des villes, et surtout quantité de femmes du monde, blafardes et vaporeuses, doivent leur état d'étiolement à l'ingéniosité qu'ils déploient (pauvres fous!) pour intercepter la lumière solaire dans leurs appartements. Par d'épais et élégants rideaux, ils diminuent la hauteur et les dimensions (déjà restreintes par l'esthétique architecturale) des fenêtres de leurs demeures, quand ils ne suppriment pas toute clarté au moyen de vitraux artistiques opaques à force d'être translucides! Ce n'est point sans peine que nous nous rendons malades...

Pour être salubre, chères lectrices, votre logement doit être abondamment abreuvé de radiations solaires. Sans elles, l'anémie, les chairs molles, le sang liquifié, la scrofule et le rachitisme vous menacent, vous et votre descendance. Où le soleil n'entre pas, le médecin entre. Regardez avec quels soins nos maraîchers, en cultivant à l'abri de la lumière certaines salades, ramollissent ainsi leurs fibres dures et les gonflent de sucs blancs et mollement digestibles, — transformant en *barbes de capucin* les chicorées vertes les plus sauvages. Eh bien ! cette *cachexie* artificielle, que l'obscurité développe dans la plante, vous la produisez dans votre organisme, en vous confinant, blêmes et décolorées, au fond de vos boudoirs aussi lumineux que des caves : c'est justement qu'on les nomme *boudoirs*, car ils ne sauraient engendrer que langueur et dégoût de la vie.

Voyez, pourtant, comme vos plantes se précipitent vers les rayons solaires et craignent l'obscurité. Songez à la déchéance scrofuleuse et rachitique des cités à rues étroites, à maisons sombres. Regardez l'énergie virile, l'entrain régulier, la profonde imbibition de vie, qui caractérisent l'homme travaillant en pleine lumière. L'illustre de Humboldt n'attribuait-il pas le magnifique développement corporel et la rareté des difformités physiques, chez les sauvages, à la constante action du soleil, ce superbe dominateur des Tropiques? Nous ne vous conseillerons pas de vous promener, sur le boulevard, avec le vêtement négatif des

Zulus ; mais nous espérons vous avoir démontré qu'il vous faut inscrire en lettres d'or, parmi les préceptes primordiaux de l'hygiène individuelle, les dernières paroles de Gœthe expirant : « *Licht noch mehr licht!* »

Les Goncourt remarquent justement combien, à mesure que nous vieillissons, le soleil nous devient cher et nécessaire : que de gens meurent en faisant ouvrir la fenêtre, comme Gœthe, pour que le soleil leur ferme les yeux!

XVIIIᵉ CAUSERIE

LES VOYAGES ET LA SANTÉ

Plus précieux que bien des médications, le voyage, conservateur de l'équilibre organique chez les sujets sains, est d'une utilité, fréquemment indispensable, pour le traitement d'une foule d'états chroniques, réfractaires aux agents les plus renommés de l'arsenal thérapeutique.

Voyager, c'est renaître à une nouvelle vie : en éveillant des sensations neuves, tout dé-

placement est un calmant cérébral et sensoriel,
et, par lui-même, émousse déjà la sensibilité
maladive. On ne guérit guère, si l'on persiste
à demeurer dans le lieu qui a vu naître et pros-
pérer un état pathologique quelconque, et l'on
change peut-être encore plus d'idées et d'impressions, en voyageant, que d'air et de milieu.
« Peu de maladies, a dit Michelet, s'éteignent
dans les circonstances et les lieux qui les ont
fait naître. Elles tiennent à certaines habitudes
que les lieux perpétuent et rendent invincibles.
Nulle réforme physique ou morale, pour qui
reste obstinément en son péché originel. »

Pour obliger le corps à un exercice régulier,
actif ou passif; pour habituer les poumons et la
peau aux vicissitudes atmosphériques, aux transitions météoriques; pour diminuer l'effémina-
tion et la susceptibilité morbide, rien n'est supérieur aux voyages en général. Weir Mitchel
a surtout développé l'extrême importance de
l'isolement et de l'éloignement de l'entourage
habituel, pour une foule de malades dont les
affections sont faites ou compliquées de nervosisme, cette plaie de l'heure présente.

Tout voyage, par lui-même, augmente l'appétence, fortifie la digestion, corse l'assimilation, excite les combustions vitales irrégulières ou insuffisantes. Nous avons des clients qui ne mangent et ne digèrent qu'à partir du moment où ils montent en chemin de fer : de même que certains estomacs, certains poumons semblent aussi avoir besoin de renouveler et de varier la nature de leur *pabulum* vital. Eh bien ! le voyage, seul, peut fournir à ces poumons-là la gymnastique qui leur manque, et faire disparaître, en quelques jours, une toux, une expectoration persistantes, vainement traitées, pendant de longs mois, au moyen des agents pharmaceutiques ordinaires.

La nutrition et la respiration, accrues d'une façon à la fois quantitative et qualitative, nous mènent, tout droit, à l'enrichissement du sang et à la dépuration plus parfaite de l'économie, dont les émonctoires se débouchent, en quelque sorte, par l'inévitable *vis à tergo*. Bref, le voyage conserve et fortifie la santé, et Chomel observe quelque part que, si les voyageurs sont atteints de maladie, ce n'est jamais pendant leurs voyages, c'est presque toujours pour être restés, un certain temps, dans le même lieu. Rien n'est plus exact.

Le voyage proprement dit est la manière, vraiment rationnelle, de comprendre les vacances hygiéniques. Ne craignons donc pas d'augmenter les recettes des guichets de chemins de fer : rien ne remédie mieux aux inconvénients de surmenage et de la sédentarité que le déplacement en plein air, à la fois tonique et sédatif, invigorateur de l'assimilation et excitant de l'hématose, reconstituant et préservateur. Si vous vous bornez à changer d'air, sans vous obliger à voyager, vous n'obtiendrez point, aussi profondément, cette activité dans les transmutations organiques et dans les échanges moléculaires que produit le voyage proprement dit : et surtout, vous ne sauriez conquérir, sans son secours, cet inexprimable sentiment d'apaisement et de bien-être, cette provision bienfaisante d'équilibre, cette sorte de renouvellement des cellules cérébrales, que le système nerveux rapporte toujours d'un déplacement un peu prolongé. N'oublions pas que, non seulement les affections mentales, presque toutes, mais encore les malaises physiques, en grand nombre, puisent, dans le fond commun de l'ennui et de la mélancolie, leurs sources, leurs origines et peut-être leur existence elle même : ne négligeons donc jamais les puissantes ressources curatives que nous offre la distraction.

Aux sujets affaiblis, aux convalescents, aux femmes, aux enfants, aux vieillards, nous recommandons surtout le chemin de fer et la voiture. La trépidation et l'ébranlement, produits par ces modes de vectation, sont assez analogues, par leurs effets, à une marche modérée d'une durée équivalente : les effets toniques d'un air qui circule sans cesse, l'aspect varié d'une nature nouvelle, joints aux résultats de cet exercice passif (dont la voiture et le railway constituent les types les mieux réussis) ne tarderont pas à développer des révulsions salutaires, en favorisant l'appétit et la déplétion viscérale, et en exhaussant le taux de la nutrition déchue ou amoindrie. Les résultats curatifs obtenus par Charcot, au moyen de la méthode vibratoire, chez les malades atteints de paralysie agitante et de névroses dépressives expliquent maintenant les bons effets de la trépidation cahoteuse, signalés, de temps immémorial, par de nombreux observateurs. Combien de névrosés ne peuvent dormir qu'après une vectation prolongée en voiture, qui secoue et masse rudement leurs centres cérébro-spinaux !

Le voyage en mer est vivifiant et tonique, et d'une activité puissamment curative, pour un grand nombre de valétudinaires : voyez comme les marins de profession sont vigoureux, au physique et au moral ! Bien plus frais, bien plus pur, bien plus richement ozonisé que l'air des côtes ; remarquable par sa constance barométrique et son absence d'intempérie hygrométrique, ainsi que par une intensive luminosité, l'air de la pleine mer est d'une spécificité proverbiale contre la scrofulose, la phtisie et l'asthme torpides, la dyspepsie rebelle, l'hypocondrie, la dépression mentale, la débilitation nerveuse due aux excès de tout genre. Il n'est pas jusqu'au mal de mer qui ne joue sa partie dans la symphonie thérapeutique de l'Océan médecin ! Mais nous verrons bientôt le revers de la médaille.

Le voyage en montagne est plus puissant encore contre la misère physiologique sous toutes ses formes, les chloro-anémies graves, l'épuisement nerveux excessif. Il remédie à l'envergure thoracique insuffisante, qui pose tant de candidatures à la phtisie ; il chasse l'alanguissement nutritif causé par l'inanition d'air. Rien n'exagère, en effet, le fonctionnement cardio-respiratoire, comme le fait la marche en montée et en descente ; rien ne force à respirer comme un effort ascensionnel. C'est à cause de cette force d'excitation que la montagne nuit aux pléthoriques et aux arthritiques congestifs, et qu'elle est contre-indiquée chez les sujets emphysémateux et disposés aux hémorrhagies, dont il serait imprudent de trop solliciter l'expansion vitale, d'irriter exagérément la susceptibilité vasculaire.

L'hygiène doit suivre toujours, en croupe, le voyageur : *nobiscum peregrinatur, rusticatur*! Ne changeons, en voyage, que nos habitudes mauvaises ; observons, dans le boire et le manger, la plus grande sobriété ; habillons-nous de vêtements de laine, amples, chauds et légers, pour obvier aux refroidissements causés par la transpiration et par les variations thermiques.

Pour terminer, je veux vous donner un petit conseil : si jamais, parti bien portant, vous tombez malade en voyage, adressez-vous toujours à un médecin homéopathe. Au moins, ainsi, serez-vous certain, cher lecteur, de ne point vous aggraver. Ce conseil (que j'emprunte au D' Tripier) est, non-seulement la plus fine critique d'une ridicule doctrine : il a l'avantage de nous mettre en garde contre les excès de l'allopathie mal dirigée.

Nous ne reviendrons pas, ici, sur l'hygiène en chemin de fer, que nous avons, déjà, longuement décrite ailleurs (1). Rappelons seulement au voyageur qu'il ne doit jamais se séparer de son pardessus et de sa couverture, et qu'il devra faire en sorte de descendre, autant que possible, à toutes les stations, pour défatiguer ses membres froissés par les attitudes vicieuses, et ne laisser en souffrance aucun de ses besoins naturels.

---

1. Voir *Les Propos du Docteur*, page 237. Voir aussi *La Santé par l'Exercice.*

XIXe CAUSERIE

LE MAL DE MER

Connu de toute antiquité, le mal de mer est surtout fréquent depuis la navigation à roues : son intensité est plus ou moins grande; mais il est peu d'organismes assez privilégiés pour y échapper complètement. L'accoutumance elle-même ne joue pas, à beaucoup près, le rôle préservatif que l'on se figure; et nous connaissons plusieurs faits de médecins ou officiers de marine, contraints de donner leur démission, faute de pouvoir supporter plus longtemps les pénibles symptômes de la *naupathie*, incompatibles, d'ailleurs, avec tout service sérieux...

Le mal de mer débute, souvent même avant l'embarquement, par un état mal défini de malaise plus ou moins accentué : la face du malade devient d'une pâleur mate, et son expression revêt, dès la mise en marche du bateau, une anxiété poignante. Bientôt, apparaît, mais non constamment, un mal de tête lourd, généralement frontal; et toujours une sensation d'étourdissement et de vertige, caractéristique du mal de mer. Les objets voisins tourbillonnent; des cloches imaginaires tintent aux oreilles du sujet. Alors, apparaissent : la salivation aqueuse, les frissons, avec sueurs froides inondant spécialement le visage, les borborygmes et éructations involontaires, précédés ou accompagnés d'une sensation profonde d'angoisse, avec tendance à la syncope chez les sujets prédisposés. D'ailleurs, la détresse morale est à son comble : tout manteau d'éducation tombe, chez le naupathique; la femme perd même le sentiment, inné chez elle, de la pudeur. L'instinct de la conservation (si puissant pourtant dans notre espèce) s'annihile entièrement : on a vu des sujets en proie au mal de mer faire naufrage et courir les plus grands dangers, sans même s'en apercevoir.

Selon les individus, le vomissement est plus ou moins difficile à s'établir : il est très douloureux quand l'estomac se contracte à vide; mais il produit toujours, dans l'état général, une

détente heureuse, une amélioration véritable.
Toutefois, le mal de mer recommençant, re-
doublant ses sévices, les forces les plus résis-
tantes sont bientôt brisées; l'économie est
comme amollie et sans action; les traits se
tirent, exprimant la fatigue et la douleur.

On ignore absolument les conditions réelles
qui prédisposent le voyageur maritime à la naupathie intense, dont on vient de lire le tableau
(empressons-nous de le dire) plus effrayant que
grave. Ce qu'il y a de certain, c'est que les
femmes, et surtout les individus habituellement
soumis aux vertiges sont (nous l'avons fréquemment remarqué et répété) beaucoup plus
sérieusement malades en mer que les autres.
Quant à l'état de l'estomac, il n'est absolument pour rien dans le mal de mer. Que vous
ayez l'estomac vide ou plein, malade ou sain,
délicat ou robuste, cela est complètement in-
différent, soyez-en bien convaincu, cher lecteur.

Quant aux causes créatrices du mal, elles
comprennent plusieurs facteurs, qui se réunissent pour échanger, en quelque sorte, leurs

mauvais procédés. Le roulis, et surtout le tangage, agitent, sans trêve, les organes abdominaux : c'est ainsi que le chemin de fer, ou une voiture mal suspendue, produisent parfois une sorte de mal de mer en miniature. L'action de la traversée trouble également les mouvements du cœur, plus ou moins faciles à émouvoir. La mobilité incessante imprimée au corps exige, enfin, pour le maintien de l'équilibre, des contractions musculaires, également incessantes, qui fatiguent singulièrement l'organisme : c'est pour cela que la position horizontale immobile calme, si merveilleusement les symptômes les plus violents. C'est pour cela aussi que l'auteur de ces lignes a obtenu d'incontestés succès préventifs, par l'emploi d'une ceinture-sangle abdominale, analogue à celles qu'il préconise contre la dilatation de l'estomac et contre la mobilité des viscères.

On peut aussi expliquer, par le déplacement viscéral, l'immunité relative des enfants et la prédisposition évidente des femmes, pour le mal de mer : rien n'est plus rare, dans l'enfance, rien n'est plus fréquent, dans le sexe féminin, que cet état de déséquilibration ventrale, dénommé *entéroptose*.

L'ébranlement des centres nerveux joue également un certain rôle dans la production du mal de mer et notamment de l'état vertigineux. Le vertige entre surtout par les yeux, forcés de contempler les vagues immobilisées et ce *pouls*, singulièrement monotone, de la mer. Aussi, les étourdissements cessent-ils lorsqu'on quitte le pont pour descendre dans une cabine obscure; on en souffre bien moins la nuit que le jour; enfin, les aveugles paraissent exempts du vertige naupathique.

Les « coups de barre » et les mouvements brusques du navire sont capables de commotionner, jusqu'à un certain point, le cerveau et la moelle épinière, et de modifier la pression sanguine, *l'hydrostatique* des centres nerveux. Enfin, il n'est pas jusqu'aux brouillards ou effluves maritimes (malgré leur composition essentiellement vitale) qui ne jouent leur rôle dans la production du mal de mer. Tous les sens, d'ailleurs, sont singulièrement exaltés, alors. La seule vue des angoisses du voisin produit, sur certains passagers, des nausées et un malaise des plus marqués. Les senteurs du tabac, du goudron, de la cuisine, de la peinture, de l'huile surchauffée, etc., offensent et écœurent le nerf olfactif hyperesthésié. Le sifflet de la machine, les chants de l'équipage et la sonnette même du service, produisent les sensations auditives les plus pénibles.

Coupons court à cet exposé théorique des causes, dont nous ne voulons pas creuser l'importance relative : car nous avons hâte d'arriver au traitement, c'est-à-dire au but utile de cette causerie. Ce n'est pas ici que l'auteur s'embarrasse : extrêmement sensible au mal de mer, il a toujours, pourtant, conservé (dans une quarantaine de traversées, dont la plus longue n'a été que de trente-six heures), un sens critique suffisant pour posséder, aujourd'hui, une certaine expérience, chèrement acquise, de son sujet. Voici donc ce que nous conseillons aux malheureux disposés, comme nous, au mal de mer : Trois ou quatre heures avant l'embarquement, faire un bon repas, composé de mets de facile digestion, et suivi d un verre à liqueur de chartreuse, de kümmel ou de curaçao sec hollandais; éviter le café et le tabac. Dès que sonne l'heure du départ, descendre dans la cabine et s'étendre sur la couchette, la tête médiocrement élevée...

Comme cabine, choisissez la moins mouvementée, c'est-à-dire celle qui se trouve au centre du navire, au milieu du pont. Les organes nerveux sont ainsi à l'abri de la succussion et de l'anémie cérébrales : l'assuétude de l'équilibre corporel est assurée. Les couchettes des bateaux sont, toutefois, ordinairement, mal comprises; elles doivent être assez molles pour que le corps puisse s'y enchâsser et non pas dures (et même convexes!...) ce qui favorise la mobilisation perpétuelle du sujet étendu. Le passager, une fois couché, devra profiter de sa tolérance gastrique pour prendre des potions calmantes, c'est à dire capables de le prédisposer au sommeil. « *Divinum opus sedare dolorem,* » disait le Père de la médecine : ne plus souffrir, n'est-ce pas être à moitié guéri? Nous conseillons habituellement, dans ce but, un mélange par parties égales de sirop de chloral et de sirop de codéine, dont les adultes peuvent prendre une cuillerée à dessert tous les quarts d'heures, jusqu'à sommeil... Une fois réveillé, le passager devra (même s'il ne se sent pas faim), prendre quelques aliments légers : le bouillon froid, le chocolat, un œuf à peine cuit, la confiture, les oranges, avec un peu de champagne frappé (ou mieux d'anisette de première marque) : — voilà les aliments qui conviennent le mieux aux estomacs sensibilisés par Amphitrite.

Si, malgré ces préceptes, le vomissement s'établit, il faudra le favoriser par du thé léger, pris tiède en certaine quantité. Mais, surtout, l'on doit insister sur la position couchée, le plus immobile possible, dans une demi-obscurité : c'est là le vrai remède du mal de mer. Les narcotiques sont des palliatifs, bornant leurs effets à assurer le décubitus, qui est la médication véritable. Dans les longues traversées, dangereuses par l'inanition qu'elles déterminent et par les accidents que provoquent les efforts du vomissement (l'avortement, chez la femme, en est un assez fréquent), les mêmes préceptes devront être suivis. Mais, si l'estomac, par trop intolérant, ne peut conserver les médications calmantes, il ne faudra pas hésiter à pratiquer, alors, une ou deux fois par jour, une injection sous-cutanée de morphine, qui permet toujours une alimentation suffisante.

On a préconisé, contre le mal de mer, depuis des siècles, des milliers de spécifiques. Sauf les narcotiques, tous, pour le dire franchement, nous apparaissent comme infidèles; et la cocaïne et l'antipyrine en première ligne, ces deux médicaments mis à toute sauce, en ces derniers temps, par Sa Majesté la Mode, qui régente aussi bien, hélas! la thérapeutique que les corsets!

Pour ce qui est, notamment, de l'antipyrine je suis convaincu, par expérience, qu'elle augmente plutôt le malaise naupathique, bien loin de le calmer. L'apomorphine et la quinine ne donnent pas de meilleurs résultats. (Il faut que mes lecteurs sachent que j'ai expérimenté personnellement presque tous les médicaments préconisés contre cet abominable malaise). Je suis convaincu que *tout ce qui tend à arrêter le vomissement est plus nuisible qu'utile* : la cocaïne, qui avait paru donner quelques succès apparents, en annihilant le réflexe gastrique, peut rendre des services, dans les courtes traversées; mais elle accentue encore la dépression nerveuse, dans les traversées un peu longues.

En somme, ce que je préconise, c'est : d'abord, ma ceinture-sangle bien serrée; ensuite, la position horizontale; enfin, le sirop de chloral, lorsque les nausées commencent à se manifester. A propos de cette médication, il faut être prévenu que (malgré la tolérance de l'estomac sain pour le chloral) les trois ou quatre premières doses augmentent le malaise et *sont constamment rejetées par le vomissement.* Mais, si l'on persévère, on obtient un sommeil profond de huit à dix heures, et tout état nauséeux a disparu au réveil. Je suis persuadé qu'avec l'opium ou le bromure, on obtiendrait aussi des résultats : *mais il faut toujours proportionner les doses à l'état d'intolérance de l'estomac et poursuivre, jusqu'à sommeil, la médication sédative.*

XX° CAUSERIE

LES INONDATIONS — LEURS CAUSES — LEURS CON-
SÉQUENCES AU POINT DE VUE HYGIÉNIQUE

La violence des pluies d'automne et d'hiver,
ainsi que la fonte des neiges, très abondantes
en certaines régions, déterminent périodiquement des inondations, fertiles en dangers pour
la santé publique. L'humus des forêts, éminemment spongieux par sa nature et par ses strati-
fications de feuilles mortes et de détritus li-
gneux ou autres, reçoit les eaux du ciel, dont
une partie filtre au dehors, pendant que l'autre
est absorbée par les racines.

La végétation forestière est le premier
des appareils de dessiccation. Autrefois abondante en notre pays, la forêt est aujourd'hui
ruinée par les déboisements successifs dont
elle fut le théâtre. En déboisant, l'homme a été
le propre artisan de ses infortunes météoriques

et saisonnières. « La civilisation, a dit Alfred Maury, est l'antagoniste de l'état forestier. » Il n'en est pas moins vrai que l'arbre nous protégeait efficacement contre la foudre et contre les fluctuations de l'atmosphère.

Tous les gens compétents le reconnaissent : le massacre des bois a fait son temps ; l'hygiène, comme l'économie rurale, commandent aujourd'hui le reboisement des montagnes, pendant qu'il en est temps encore. Car les eaux charriant peu à peu le terreau dont le sol était revêtu, l'emploient sans cesse à exhausser le lit des fleuves : ce qui favorise encore les inondations. C'est pour cela que, l'an dernier, le ministère insistait, avec tant de force, pour le maintien au budget de l'agriculture d'un crédit de 2.650.000 fr. affectés aux travaux de reboisement et de gazonnement.

Les débris d'humus et de matières organiques, entraînés par les inondations, altèrent la pureté des eaux de boisson, auxquelles ils communiquent des propriétés plus ou moins nocives. C'est ainsi que l'on note fréquemment, à la suite des débordements des fleuves, des épidémies de fièvre typhoïde, dues évidemment à la viciation des eaux d'alimentation, ainsi que des cas de dysenterie et de dérangements intestinaux, qui n'ont pas d'autre cause (observations du docteur Bernard à La Fère, en 1877, du docteur Kuborn à Liège, en 1883, etc., etc.) De plus, après la retraite des eaux, le sol reste couvert de débris organiques de diverse nature, limon putrescible que le soleil [peut transformer en un véritable marécage miasmatique, à moins que des semailles intensives et le drainage intelligent du sol ne retournent et n'annihilent ces produits malsains, qui remplissent l'air du brouillard le plus délétère. C'est ainsi qu'à Varsovie, les inondations de la Vistule déterminèrent, maintes fois, des épidémies de fièvres intermittentes, dans un pays absolument indemne, pourtant, de tout miasme palustre.

L'administration des forêts doit donc reboiser, pour reconstituer le sol français dans l'état où il pourra le mieux résister aux inondations et vaincre leur action incontestable sur la production des marécages. Mais si reboiser est bien, il faut surtout empêcher de poursuivre le déboisement. Toussenel pensait que c'est la ruine du loup qui a entraîné celle des forêts de France, « parce qu'une peur salutaire, disait-il, ne retient plus enfants et femmes, la vraie peste des forêts ! » On ne peut, toutefois, décemment, demander aux Chambres, comme conclusion, de vouloir bien placer dans nos bois quelques couples de ces fabuleux ennemis de l'homme !

Outre les reboisements, l'administration a le devoir de veiller à la régularité du cours des torrents et des rivières, par les endiguements, les barrages, et surtout par la multiplication des canaux. N'est-ce pas aux canaux que la brave Hollande doit, tout à la fois, sa salubrité, sa sécurité et ses grasses récoltes? Mais il est nécessaire, pour que la canalisation fasse réellement obstacle aux inondations, que les eaux se perdent dans un sol cultivé, pour y être absorbées immédiatement par les mille bouches des végétaux; sinon, on les verra se réunir un peu plus loin, pour donner lieu à de nouvelles incontinences fluviales. C'est reculer pour mieux sauter. Mais, revenons à l'hygiène proprement dite.

Les inondations ont, disions-nous, une véritable influence sur la production des maladies intestinales. De plus, par l'humidité persistante qu'elles laissent à leur suite sur les parois des habitations, elles aggravent ou provoquent les affections des voies respiratoires, rhumatismes, névralgies, ophtalmies, angines; elles viennent compliquer la scrofule, la tuberculose, l'albuminurie, etc. Il convient donc de prendre, à l'égard des inondations, certaines mesures de prophylaxie privée, principalement pour éviter les dangers inhérents à une humidité persistante.

Après le retrait des eaux, il faut nettoyer avec soin les cours, rez-de-chaussée et sous-sols submergés, enlever les boues, assécher le sol avec du sable sec et de la chaux vive; aérer les locaux par toutes leurs ouvertures, les ventiler et les dessécher à l'aide de feux portatifs. Le docteur Hyacinthe Kuborn (qui a lu à la Société de médecine de Bruxelles, une intéressante étude sur ce sujet) conseille, en outre, de gratter les murailles pour les récrépir, de laver le sol à l'eau chlorurée ; de désinfecter l'air des sous-sols, au moyen de l'acide sulfureux produit par la combustion du soufre, et les limons et latrines à l'aide du chlorure de zinc. Il faut, enfin, proscrire l'usage des eaux d'alimentation provenant des endroits submergés, et tenir les lits éloignés des murs pendant quelque temps : ce sont là deux excellentes précautions contre la fièvre typhoïde et contre le rhumatisme articulaire. Il faut, d'ailleurs, éviter toujours de coucher dans les rez-de-chaussée humides, ou, si l'on ne peut faire autrement, revêtir les murs d'un ciment hydrofuge, enduit et pénétré d'un silicate imperméable. De plus, on profitera du tirage énergique des cheminées de rez-de-chaussée pour y faire brûler de grands feux bien flambants. On assainira ainsi ce milieu, éminemment nocif.

Voilà, en quelques mots, les mesures hygiéniques à prendre. A Paris, où l'humidité persiste peu (grâce à la porosité du sol, à sa déclivité et à la disposition des vents), le principal danger des inondations réside dans la contamination des eaux potables. La série des crues de la Seine est assez uniforme depuis des siè-cles. Pendant ces crues, la nappe d'infiltration s'étend complètement sous Paris, au dire de Delesse : à ce moment, tous les puits se remplissent évidemment de l'eau du fleuve. Or, on a remarqué de grands rapports entre les oscillations de la nappe d'eau souterraine et les variations des échelles de la morbidité épidémique. C'est même sur ces données que le professeur Von Pettenkofer (de Munich) a fondé son admirable théorie du choléra et de la fièvre typhoïde.

Les inondations sont des fléaux impétueux et terribles, contre lesquelles il est bien difficile de lutter efficacement. En effet, comme le remarque notre illustre maître Elisée Reclus, « là où l'homme élève des obstacles à la marche des eaux, celles-ci ont, maintes fois, acquis une puissance invincible déjà. » Toutefois il est consolant de remarquer que les progrès de l'industrie, en multipliant les écluses et en dérivant pour les besoins manufacturiers d'importants volumes d'eau, ont notablement diminué les inondations, en Angleterre et aux Etats-Unis.

Donc, sans préjudice du reboisement et de la canalisation agricoles, conseillons aux ingénieurs de multiplier, partout où il en est besoin, et sous tous les prétextes, les digues et les levées. En exerçant sur le régime des eaux courantes une influence dérivative, ces travaux coopéreront efficacement au maintien de la richesse et de la santé nationales.

XXI° CAUSERIE

LES TREMBLEMENTS DE TERRE

Il suffit de la plus légère secousse, de la plus petite oscillation de notre écorce terrestre, pour produire, en moins d'un clin d'œil, sur les agglomérations humaines, les plus irréparables désastres. Et cela, sans aucun avertissement préalable. Les communications qui, il y a cinq ans, relataient les phénomènes séismiques du Midi s'étonnaient, bien à tort, de ce que les observatoires (même le remarquable observa toire de Nice) n'avaient rien prévu, rien annoncé. C'est que les signes précurseurs des tremblements de terre manquent le plus souvent : pas la plus petite modification dans la pression barométrique, pas le plus léger changement dans l'aiguille aimantée; rien, en un mot, ne se produit de nettement appréciable à nos moyens actuels d'investigation scientifique. Le plus souvent, au contraire, la catastrophe géologique éclate, tout d'un coup, au milieu du calme splendide et universel de la nature, ainsi que cela se passa pour le terrible tremblement de terre de Lisbonne, et pour la récente destruction de Casamicciola, ainsi caractérisée par un témoin oculaire : « L'enfer envahissant subitement le paradis ! »

La *période séismique* (c'est ainsi que M. Daubrée appelle l'ensemble du phénomène) s'annonce par des grondements lointains et sourds dans les entrailles du sol; parfois, ces grondements s'accompagnent de bruits sinistres et effrayants, de véritables détonations, pareilles aux roulements de la foudre. Puis, l'oscillation, aussitôt, se produit et s'étend dans un plus ou moins vaste espace. Le plus ordinairement, le fond de la mer entre également en succussion, soulève les flots agités, et vient ajouter alors aux effondrements terrestres les horreurs de l'inondation. C'est ainsi qu'au siècle dernier, la ville péruvienne du Callao fut entièrement submergée par un tremblement de terre : quinze de ses habitants seulement échappèrent à la mort. La durée des secousses ne dépasse généralement pas une minute; mais, le plus souvent, le phénomène consiste en plusieurs secousses consécutives, dont la direction est assez constante. C'est ainsi que, dans les derniers désastres du Midi, on a signalé trois secousses successives, oscillant du nord-est au sud-ouest : la deuxième a été, de beaucoup, la plus forte, et nous verrons tout à l'heure qu'une théorie scientifique, actuellement en honneur, explique parfaitement cette particularité.

Quant aux résultats des tremblements de terre, chacun les connaît. Ils sont surtout désastreux dans les endroits bâtis : les constructions s'écroulent, les incendies s'emparent des décombres; les rocs et les montagnes s'effondrent; le sol s'entr'ouvre et se crevasse : de ces

fissures terrestres sont nées, chacun le sait, à
diverses époques, la plupart des îles, et de profondes modifications sont survenues dans certains territoires (Sicile, îles Ioniennes, Antilles,
Java, Amérique du Sud). Dans ces pays, du
reste, il faut bien le dire, les tremblements de
terre sont périodiques et font, pour ainsi dire,
partie intégrante du sol.

On a édifié, pour expliquer ces phénomènes
cosmogoniques, d'innombrables théories. Nous
ne pouvons, évidemment, rapporter ici que les
principales. Mallet attribuait les tremblements
de terre à des éruptions volcaniques sous-ma-
rines, dont nous ne verrions que les effets, sans
pouvoir en saisir la cause. D'autres géologues,
basant leur argumentation sur l'état d'incandes-
cence centrale de notre globe, ont admis qu'une
augmentation fortuite de chaleur était susceptible d'amener intérieurement des dilatations
minérales, dont l'action expansive retentit naturellement sur une partie de la croûte terrestre. Perret affirme que les phénomènes séismiques sont, comme les marées, intimement liés,
à l'attraction lunaire et solaire. Virlet d'Aust,

enfin, notre vénéré doyen de la presse scientifique, a émis l'hypothèse (appuyée sur de nombreuses observations) de certains *orages électriques*, qui éclateraient, périodiquement, dans
l'intérieur de notre sol. Mais, la théorie scientifique qui rallie le plus de suffrages est celle
de M. Daubrée, de l'Institut, dite *théorie aqui-
fère*. Notre savant géologue pense que l'infiltration souterraine des eaux météoriques est,
par son énorme puissance expansive, non seulement capable d'amener les secousses séismiques, mais encore de causer les éruptions des
volcans. Daubrée s'appuie, d'ailleurs, sur ce fait
d'observation, que les secousses notables sont
toujours précédées et suivies de commotions
plus petites : c'est bien là le fait de l'action des
eaux, tel qu'on peut d'ailleurs, artificiellement,
la reproduire, dans des expériences de laboratoire.

Quoi qu'il en soit, les tremblements de
terre sont un bien terrible fléau. Leurs effets
sur l'homme sont, on le conçoit, principalement et malheureusement, du ressort de la chirurgie. Il est, toutefois, un côté qui intéresse

surtout les médecins. Nous voulons parler de l'influence morale. Les récentes catastrophes d'Ischia et de Nice ont montré quelle panique, quelle folie angoissante, quelle terreur, quel désespoir peuvent s'emparer des populations surprises par les séismes! Les uns fuient sans savoir où ils vont; d'autres restent cloués sur place; les uns se livrent à des discours incohérents, d'autres sont muets, le visage immobile et pétrifié d'épouvante. Les attaques d'hystérie, la paralysie agitante, l'anesthésie et l'amnésie, la démence et l'insensibilité succèdent fréquemment à la peur, chez les survivants des grands sinistres géologiques (1).

Existe-t-il des moyens préservatifs contre les tremblements de terre? On a proposé, dans les localités volcaniques, d'établir un système de crevasses artificielles, longues, larges et profondes, pour servir de soupiraux, de soupapes de sûreté, de puits de dégagement. Il est avéré qu'un certain nombre de localités sont

---

1 Voir : Docteur E. Monin, *Misères nerveuses* p. 118 (*La peur*).

ainsi préservées par des ouvertures naturelles du sol, remplissant les fonctions d'évents ou de *brise-lames séismiques*. Lorsqu'une cité a été détruite, il faut la reconstruire, comme le veut Tridon, sur des catacombes à plusieurs étages traversées par des puits de mines :

« Les habitations devraient être peu élevées, posséder une vaste cour de refuge ; avoir, dans les campagnes, des murs en bois reliés à des cloisons en bambous, comme au Japon, et, dans les villes, des murs en briques où seraient intercalés, comme en plusieurs pays séismiques, des cadres de fer contenant, assemblées, les principales pièces de charpente des planchers et du toit. Ce n'est pas tout. Sous les rez-de-chaussée et les cours devraient s'étendre de grandes caves, percées aux quatre coins, et au centre, de puits miniers. » (Tridon.)

XXIIᵉ CAUSERIE

L'HYGIÈNE INFANTILE. — NOURRICES ET NOURRISSONS

La mortalité annuelle qui pèse sur l'enfance dépasse, chez nous, le contingent annuel de l'armée; en France, un enfant nouveau-né a moins de chances de vivre une semaine qu'un homme de quatre-vingt-dix ans! A quoi tient cette mortalité redoutable? Elle tient à l'ignorance de l'hygiène, à la persistance des préjugés et des erreurs, enracinés dans les familles, et (disons-le aussi) à la *misère*, ce thermomètre social, sur lequel, comme le dit F. Marbeau, gouvernants et gouvernés devraient toujours avoir les yeux fixés. L'hygiène, science d'avant-poste, est, depuis longtemps, entrée en guerre contre les préjugés, tombeaux de tout progrès. S'il est des moyens d'améliorer la race humaine, c'est assurément en elle qu'il les faut chercher; elle est la véritable sage-femme de l'humanité.

Mais c'est surtout lorsqu'il s'agit de l'enfant, « *ce père de l'homme* », qu'on apprécie l'influence des petits moyens rationnels, des préceptes minutieux de notre science. Ce n'est qu'en imbibant profondément le cerveau des mères de tout ce qui a trait à l'hygiène infantile, que nous pouvons espérer voir, un jour, s'évanouir les erreurs populaires sur l'éducation physique, dangereux préjugés semés, de longue date, par l'ignorance et la superstition, les véritables agents provocateurs des maladies de tous ordres. Rappelez-vous toujours le mot du médecin anglais Richardson : « Une once de précautions préventives vaut mieux que dix livres de traitement. »

L'allaitement maternel est aussi utile que l'allaitement artificiel est désastreux. Telle est la loi qui domine toute l'hygiène infantile, c'est-à-dire toute la médecine du premier âge. Si les bons conseils de l'hygiène sont sans action sur la natalité, ils peuvent, en diminuant la mortalité de l'enfance, contribuer à enrayer ce mouvement sinistre de dépopulation, que l'on a, à bon droit, envisagée comme un péril national. Ici, le vulgarisateur revêt donc les allures d'un véritable patriote.

On le sait : l'industrie nourricière augmente notablement la mortalité qui pèse sur le premier âge. Dès 1867, Veuillot écrivait prophétiquement : « Je trouve que les bureaux de nourrices, si favorables à la dépopulation française, sont un autre fusil à aiguille dont le Dieu Progrès a fait présent à la Prusse. » Cependant, les bureaux de nourrices semblent suffisamment réglementés, dans les villes, par l'administration préfectorale ; et pour les nourrices mercenaires, nous possédons, depuis quelques années, une loi véritablement bienfaisante et tutélaire, la loi Théophile Roussel. Quelles sont les grandes causes morbides de la mortalité infantile? Ce sont : les maladies intestinales (diarrhée ou choléra des enfants), la faiblesse native, et enfin les maladies respiratoires et du système nerveux. Toutes ces causes dérivent directement de la mauvaise alimentation, du défaut de soins et du refroidissement, si funeste à l'enfance...

La loi Roussel, votée en décembre 1874,

placé directement sous la surveillance des préfets, assistés d'un comité de huit membres, tous les enfants mis en nourrice. Toute personne ayant un nourrisson moyennant salaire, est soumise à la surveillance d'un médecin-inspecteur. Aux termes de la loi, une femme ne peut se placer *nourrice sur lieu*, à moins que son enfant n'ait sept mois révolus ou ne soit allaité par une autre femme. Depuis que la loi Roussel est appliquée, on voit évidemment moins se produire cette anomalie, si fréquente autrefois : la nourrice continuant à allaiter son propre enfant, au détriment de l'enfant étranger, nourri artificiellement et systématiquement privé de soins. Mais il reste encore bien des *desiderata* à combler, pour que la surveillance des enfants du premier âge soit véritablement efficace et féconde en résultats pratiques. D'après les recherches du docteur Ledé, la mortalité est considérablemen t augmentée, durant les premiers mois du placement en nourrice, lorsque surtout les enfants sont élevés au biberon. Les dangers de l'allaitement artificiel sont, en effet, plus grands, lorsque plus jeune est le nourrisson : pendant les premières semaines, le biberon est le grand facteur de la diarrhée infantile, et, par conséquent, de la mort, dans le département de la Seine, du moins. D'un autre côté, la fréquence et l'extrême gravité de la bronchite, chez les nouveau-nés, indiquent assez les dangers du transport des enfants dès la première semaine de la naissance. Il y aurait donc lieu de reviser la loi Roussel en ce sens d'abord, que l'élevage au biberon ne devrait jamais être autorisé dès la naissance. De plus, l'enfant de la nourrice, âgé de sept mois au moins, devrait toujours être sevré, dans les trois mois qui suivent l'arrivée du poupon étranger.

« *Educit obstetrix, educat nutrix* » dit l'auteur des *Tusculanes*. Bien avant la promulgation de la loi Roussel, l'assistance publique s'occupait déjà (il est juste de le dire) des enfants trouvés ou abandonnés et accordait des secours temporaires à certains enfants conservés par leurs mères. Enfin, tous les pays, à l'exemple de l'Angleterre, ont édicté des lois restrictives concernant les garçons et filles mineurs employés dans l'industrie et dans les professions ambulantes. Il existe également, chez nous, des règlements pour empêcher la mendicité des enfants ; ces règlements comportent même des pénalités qui entraînent toujours, pour les tuteurs pris en faute, la destitution de la tutelle, et, pour les père et mère, la privation des droits de la puissance paternelle. Malheureusement, si les lois ne manquent pas, en France, ce qui manque, c'est la ferme volonté de les exécuter.

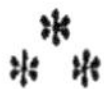

En été, la mortalité infantile devient ordinairement tellement forte, par suite des troubles intestinaux, qu'on a pu écrire avec raison : « L'allaitement au biberon, en été, dans les villes, est un infanticide avec préméditation. » Il est certain que la mortalité par diarrhée est *au moins double* pour les enfants nourris au biberon : et elle était bien plus considérable encore, avant l'application de la loi Roussel. Dans le département de la Seine, en effet, nous voyons que cette loi a fait baisser, de plus de moitié, le taux des décès pesant sur l'enfance : pourquoi la loi n'est-elle pas, hélas! aussi bien exécutée sur tous les points du territoire français? N'est-elle pas l'un des plus sûrs remèdes aux funestes effets, trop souvent signalés, de la dépopulation? Dans tous les départements où cette excellente loi a pu être appliquée avec attention et intelligence, constamment on a constaté les plus remarquables succès pratiques : les chiffres sont là, pour prouver éloquemment la toute-puissance de l'hygiène sur la vitalité des nourrissons. Quand on songe qu'il y a, annuellement, plus de 100,000 nourrissons à protéger, on conçoit combien nous pourrions réaliser d'économies, sur « ce capital humain, si aisément destructible »! Pour arrver à assurer à la loi Roussel son plein exercice, il faut un crédit annuel de deux millions environ : qu'est-ce que cette faible somme, en comparaison des résultats certains à obtenir? Pour veiller sur l'avenir des enfants, qui sont l'espérance et la force de la nation, ne peut-on distraire quelque chose de notre budget de trois milliards, alors que l'on vote, si aisément, trois ou quatre millions pour la simple participation de la vanité française à une Exposition étrangère !

Des subventions, bien appliquées, aux médecins-inspecteurs, sont seules capables d'organiser en France la protection du premier âge. Elles seules peuvent remédier à l'insuffisance du personnel chargé de veiller à l'exécution de la loi. Elles auraient, en même temps, l'avantage de faire cesser l'inégalité si flagrante qui existe dans la distribution des médecins sur les divers points du territoire français. Pour organiser partout l'assistance médicale et assurer l'observation des règles de l'hygiène, il faut, par des allocations convenables accordées aux médecins, permettre à ceux-ci *de pouvoir vivre*, dans les milliers de communes trop pauvres actuellement pour être desservies par eux...

Oui, il est du devoir de notre société, à aspirations démocratiques, de protéger activement l'enfance, graine de la patrie ; de guérir l'ignorance des mères ; de combattre la malveillance et l'égoïsme des nourrices. Préparons l'homme par l'enfant ; faisons la guerre à toutes les erreurs, à tous les préjugés, qui pèsent si lourdement sur ces pauvres petits êtres sans défense (1).

C'est à la quantité de protection qui entoure cette faiblesse, que se mesure, suivant Victor Hugo, le degré de civilisation; que se perçoivent, ajouterai-je, les véritables pulsations du progrès social...

Ce qu'il faudrait aussi perfectionner, c'est l'assistance des enfants malades à domicile. Car l'hôpital d'enfants est plus qu'un anachronisme : c'est un véritable cimetière. Il faut enfin savoir intéresser, par tous les moyens d'encouragement, les mères pauvres à allaiter et à soigner leurs enfants : car si l'homme fait les lois, c'est surtout la femme qui fait les mœurs. Or, *quid possunt leges sine moribus?* A cet être frêle qu'on nomme l'enfant, il faut l'abri de la maternité : heureux, le petit être dont Millevoye a dit :

Bien loin de le livrer au sein de l'étrangère,
Sa mère le nourrit : elle est deux fois sa mère !

1. Voir, pour le développement de ces questions d'assistance et de profession médicale : *La lutte pour la santé* par le docteur Moulin.

XXIIIᵉ CAUSERIE

LE BIBERON

L'enfant qui naît est un malade, ou tout au moins un convalescent, qui a besoin, pour vivre, d'une atmosphère de sollicitude tendre et de soins raisonnés. « Mamelle est la belle fontaine que dame Nature, sage et provide, prépara pour le petit. » (Patrice de Sénès.) L'allaitement par la mère ou par une bonne nourrice est (vous le savez, lecteur) la condition primordiale pour que l'enfant ne succombe point (1). Dans les grandes villes, à Paris notamment, l'allaitement artificiel, au biberon, n'est guère, comme on l'a dit, qu'un infanticide par préméditation. En réalité, il tue 50 pour 100 des nouveau-nés. Le biberon, toutefois, s'impose comme une nécessité sociale pour les classes

---

1. Voir Dr Monin (*L'Hygiène des sexes*, 1 vol. de 300 pages), *l'Allaitement*.

pauvres. La nourriture insuffisante, les privations et les accidents de la grossesse, les fati-
gues et le labeur physique journalier tarissent
les mamelles des mères, ou les empêchent, ma-
tériellement, de donner le sein à leurs enfants.
Enfin, on peut admettre, jusqu'à un certain
point, l'allaitement *mixte*, c'est-à-dire le biberon remédiant, en partie, à l'insuffisance de la
sécrétion mammaire. De plus, dans certains cas,
le sevrage précoce de l'enfant est indiqué forcément ; et l'on ne peut faire autrement que
d'avoir recours à l'allaitement artificiel (qui est
même parfois une ressource précieuse), avant
que l'enfant puisse supporter une nourriture
autre que le lait.

A la campagne, où il y a bon air et bon lait,
le biberon devient vraiment pratique et donne
souvent les plus magnifiques résultats. Mais son
maniement n'en exige pas moins, toujours et
partout, des précautions minutieuses. Pour bien
conduire l'allaitement artificiel, il faut administrer, toutes les deux heures, à l'enfant, du lait
de vache, plus ou moins étendu d'eau, selon
l'âge du nourrisson, et maintenu, au bain-marie

à la température constante de 37 degrés centigrades.

Quel est le meilleur biberon? Le meilleur est celui qui est à la fois solide et simple, c'est-à-dire facile à nettoyer. Le lait, surtout pendant la saison chaude, s'aigrit (on le sait) avec la plus grande facilité, et sa composition s'altère par la présence d'algues microscopiques, spores de mucédinées, etc... qui sont des plus dangereuses. Sur 31 biberons adressés au laboratoire municipal, le regretté Henri Fauvel a reconnu que 28 renfermaient, en plus ou moins grandes quantités, de ces touffes cryptogamiques!...

Pour obtenir et faciliter la régularité dans l'allaitement, le biberon doit toujours être tenu à la main. Cette pratique force la surveillance, si indispensable, de la nourrice. La tétée étant achevée, il faut toujours jeter le lait qui reste dans le biberon, démonter ce petit appareil et le nettoyer complètement à l'eau bouillante. On recharge ensuite aussitôt le biberon. Si l'on n'observe pas ponctuellement ces précautions, on expose les nouveau-nés aux aphtes, au muguet, et à ces inflammations si graves de l'intestin et de l'estomac, qui font, chaque été, tant d'innocentes victimes, sous la rubrique de choléra infantile, ou diarrhée des jeunes enfants élevés au biberon...

Les modèles de biberons sont, pour ainsi dire, innombrables, depuis le biberon en terre cuite, découvert à Pompéi (car les Romains connaissaient cet instrument, décoré par eux déjà du sobriquet de « nourrice sèche » (*nutrix assa*). C'est un mal inévitable, dont l'industrie s'est ingéniée à atténuer les dangers : louable intention, qui nous explique les modèles multiples figurant aux devantures des pharmaciens et dans les catalogues des bandagistes. Sans citer aucun nom (car il est deux ou trois modèles que l'hygiène peut conseiller), nous devons signaler, ici, les conditions indispensables pour un bon biberon. Il faut, d'abord, rejeter ces longs tubes de caoutchouc, qui figurent encore dans la plupart des appareils commerciaux. Outre qu'ils encouragent la paresse des nourrices, ils exposent à des empoisonnements par les sulfures, si le caoutchouc est vulcanisé; par le plomb ou le zinc, s'il n'est pas très pur.

De plus, ces tubes prennent facilement une odeur répugnante, et s'infiltrent aisément des produits de la putréfaction du lait. La bouteille en cristal bien transparent, aura la forme de sabot ou de limande, et sa contenance ne devra pas dépasser 200-250 grammes (les biberons du commerce sont généralement trop grands). La monture devra être très facile à nettoyer. On évitera les bouchons en bois à pas-de-vis, parce que le bois se gonfle bientôt par l'action du lait chaud, ce qui empêche le bouchage de fonctionner ; un bouchon en verre ou en porcelaine vaut mieux, quoique fragile. Pour se rendre un compte exact de la température du lait, il sera bon de recourir au thermomètre. On évitera les embouts en tétine de vache, parce qu'ils se ramollissent trop facilement. Le liège, le caoutchouc *très pur*, ou mieux l'ivoire ramolli, formeront d'excellents embouts : car il faut également rejeter les embouts trop durs, capables d'enflammer et d'indurer les gencives, et de gêner, conséquemment, les éruptions dentaires.

Les biberons à *soupape* ne valent généralement rien : tantôt la soupape est trop ouverte, et l'appareil devient un véritable siphon, qui se vide dès que l'enfant serre les gencives sur la tétine. Le lait s'échappe alors aussitôt, en inondant la bouche de l'enfant : celui-ci tette plus qu'il n'en a besoin, et se procure ainsi une indigestion par repas. Tantôt, au contraire, la soupape se ferme, et l'enfant fait, pour aspirer sa nourriture, des efforts inouïs et infructueux.

Un biberon bien fait doit être un sein artificiel, et se rapprocher (autant que faire se peut) de la succion maternelle. Il doit, comme nous l'avons déjà dit, être tenu à la main; et l'enfant a besoin d'y exercer une succion véritablement active, pour que la tétée soit régulière et, si l'on peut dire, physiologique. La succion est, d'ailleurs, une nécessité indispensable pour le bon fonctionnement des glandes salivaires, et chacun sait l'énorme influence qu'exerce la sécrétion de ces glandes sur les phénomènes chimiques normaux de la digestion.

Un mot, maintenant, à propos du lait. Il est prudent de faire bouillir tout lait dont la provenance est suspecte ou inconnue, afin de stériliser les germes nuisibles que peut contenir ce liquide, éminemment altérable. Il ne faut point donner le lait pur ni trop étendu d'eau et savoir que le lait de femme diffère de celui de la vache par sa grande pauvreté en albumine, par sa caséine plus libre et par sa richesse plus grande en sucre de lait. *Le meilleur lait est celui du commencement de la traite.*

Jusqu'à deux mois, on additionnera le lait de vache de moitié d'eau, d'un tiers jusqu'à cinq mois, et l'on pourra, à partir de cette époque, donner le lait pur, lorsque le tube digestif de l'enfant se sera, graduellement, accoutumé à cette nourriture. On ajoutera, au moment du besoin, la quantité d'eau nécessaire, préalablement bouillie et filtrée.

⁂

Le lait de vaches et de chèvres atteintes de fièvre aphteuse peut-il produire, chez les enfants, cette éruption irritative de la muqueuse buccale que l'on appelle la *stomatite aphteuse?* Cette opinion, tour à tour rejetée et admise, présente en sa faveur un certain nombre de faits, authentiques et probants, qui montrent

assez nettement le passage de la maladie de
l'espèce bovine à l'homme. M. Chauveau rap-
pelait, au dernier Congrès d'hygiène de Londres, un fait, qu'il observa naguère dans un
pensionnat lyonnais. Les élèves prenaient, chaque matin, du lait provenant d'une ferme voi-
sine, dont les vaches furent, un beau jour,
atteintes de *cocotte* (fièvre aphteuse) : la plupart des jeunes filles, qui buvaient le lait (non
bouilli, éprouvèrent une éruption labiale vésiculeuse. Le docteur Ollivier, médecin de l'hôpital des Enfants, signalait à notre préfet de
police, l'an dernier, un certain nombre de con-
taminations analogues.

Quoique la stomatite aphteuse soit, ordinairement une maladie bénigne, il ressort de cette
origine un certain nombre de précautions, à la
fois très simples et très efficaces, et particulièrement utiles à prendre dans les crèches et les
pensionnats. Si l'on s'aperçoit de quelques cas
de stomatite aphteuse, il faut ou bien changer
de vacherie, ou bien éviter toute consomma-
tion de lait cru. Rien n'est plus simple, comme
on voit.

La stomatite aphteuse est surtout fréquente au printemps et à l'automne : elle consiste en une petite éruption vésiculeuse, accompagnée de salivation et de fièvre, et siège surtout à la face interne des lèvres et des joues, sur les bords et le frein de la langue. Chez l'enfant, elle indique toujours un vice dans le régime, un allaitement défectueux. Chez les adultes (les femmes, surtout), elle est fréquemment liée à la dyspepsie arthritique et implique, d'ordinaire, la nécessité de renoncer à un régime trop échauffant : c'est là un point important, que nous croyons avoir été le premier à mettre en lumière, dans notre volume, *L'Hygiène des Riches*.

XXIVe CAUSERIE

LES PREMIÈRES DENTS

L'homme a, vous le savez, deux dentitions : l'une, primitive et caduque, comprenant vingt dents, dites *dents de lait* ; [l'autre, secondaire et définitive, comprenant trente-deux *dents per-manentes*. Dans l'évolution dentaire primitive, ce sont ordinairement les incisives centrales de la mâchoire inférieure qui apparaissent les premières (*en moyenne*, vers le septième mois de la vie); au dixième mois, sortent les incisives centrales supérieures; puis, du seizième au vingtième, c'est le tour des incisives latérales inférieures et supérieures; au vingt-quatrième, les prémolaires apparaissent; au vingt-huitième, les molaires; les dents de la mâchoire supérieure précèdent, toujours ordinairement, de quelques semaines, les dents inférieures. La première dentition s'achève enfin par l'éruption des canines, qui apparaissent du trentième au trente-troisième mois après la naissance.

La longueur même de la première dentition (qui dure plus de deux ans) indique l'importance de cette crise, douloureuse au premier chef, dans l'histoire de la première enfance. Pendant de longs mois et presque sans intervalles, les gencives se gonflent; à chaque poussée nouvelle, le frêle organisme de l'enfant s'affaiblit, et sa constitution s'ébranle. Si la dentition, par elle-même, cause réellement peu d'accidents graves, il est certain aussi qu'elle complique singulièrement les maladies infantiles, et qu'elle traîne après elle un long cortège de souffrances réelles et d'indispositions répétées.

On cite des enfants qui, à leur naissance, avaient plusieurs dents : le vainqueur de Pyrrhus, Annius Curius, avait été, à sa naissance, surnommé *Dentatus*, à cause d'une anomalie de ce genre. Louis XIV, Mirabeau, et notre regretté Paul Broca, avaient aussi plusieurs dents à leur naissance. Les anciens médecins tiraient de ces faits un présage fâcheux pour l'enfant ; la science moderne déclare aussi que la précocité dentaire extrême est un mauvais symptôme. Isidore Geoffroy-Saint-Hilaire écrit que chaque dent apportée en naissant constitue une chance de vie de moins, et Fonssagrives affirme que la dentition prématurée est un signe certain de surexcitation nerveuse et de prédisposition cérébrale.

Dans la dentition, les filles devancent généralement les garçons, comme dans les soudures osseuses (c'est pour cela que l'arrêt de la croissance est bien plus rapide chez les filles). Le retard dans la première dentition est fréquent, surtout lorsque l'état général de l'enfant est défectueux. Chez les idiots, les crétins, les scrofuleux, les syphilitiques, et principalement les rachitiques, la sortie de la première dent ne s'effectue guère que du treizième au seizième mois; et celle des autres dents est tardive et irrégulière. Chez ces sujets, la marche est lente à s'établir et l'ossature peu développée. Les dents qui sortent sont jaunes, effritées et comme frappées déjà d'une précoce altération. Chez les rachitiques surtout, la dentition est des plus irrégulières, et la dégénérescence et la carie s'emparent rapidement des dents. Au contraire, la régularité de l'évolution dentaire et la beauté de ces petits organes sont certainement des signes de bonne santé présente et à venir.

Comment s'annonce, normalement, la première dentition? Dès le troisième mois, l'enfant mâchonne et bave; ses gencives se bourrellent, sa bouche tout entière est chaude et rouge. Agacé, irritable, fébrile, le bébé pousse des cris aiguë et porte constamment ses doigts à ses mâchoires. Puis, le bourrelet de la gencive disparaît, peu à peu, et la dent perce bientôt la muqueuse amincie.

Parfois, la bouche est très enflammée, gonflée et douloureuse. Des aphtes y apparaissent çà et là, et les glandes du cou sont engorgées. Les démangeaisons et les rougeurs des joues et de la face sont à peu près constantes : c'est ce que les bonnes femmes appellent les *feux de dents*. Parfois, il y a des éruptions généralisées de roséole ou d'urticaire, et des écoulements eczémateux au pourtour du nez et des oreilles. La diarrhée, muqueuse et glaireuse, accompagnée de gaz et de coliques, est également un phénomène des plus fréquents : quelques auteurs l'attribuent à l'action purgative de la salive, déglutie en abondance par l'enfant. Les vomissements sont plus rares et plus graves aussi que la diarrhée. Enfin, chez les sujets prédisposés, des syncopes et des convulsions peuvent assombrir le tableau. Les accidents nerveux sont parfois si marqués et si sérieux qu'ils peuvent en imposer pour la méningite : c'est

ce que l'on a appelé la *pseudo-méningite den-*
taire. La toux est assez ordinaire, comme accident de dentition : souvent, elle affecte la forme
laryngée et revêt les allures du *faux croup*. D'autres fois, c'est une oppression vive, un véritable
asthme dentaire, ou bien c'est (plus rarement), le
spasme de la glotte.

On voit que la dentition est une époque
critique redoutable. Elle rend pâles et maigres
les bébés les mieux en chair, et amollit les
plus fermes. Chez les animaux, comme chez
l'homme, elle est d'ailleurs une source de maladies : que de jeunes chiens et de jeunes chats ne
peuvent franchir ce cap, si dangereux aux petits
organismes, pour lesquels tout est aquilon !

Observons, en passant, avec le Père de la
médecine, que la dentition se fait mieux l'hiver
que l'été. L'été, en effet, par la diarrhée infantile qu'il traîne fatalement à sa suite, exagère
singulièrement les troubles digestifs causés par
les premières dents et qui sont (en somme) les
plus importants. Exemple du *consensus* physiologique parfait unissant toutes les portions de
l'appareil gastro-intestinal !

Le bébé qui fait des dents devra être mis au régime. On lui supprimera tout autre aliment que le lait maternel. Non seulement, en effet, cette demi-diète est seule capable d'apaiser l'état fébrile; mais elle calme puissamment la diarrhée et les autres troubles liés à la dentition. Les enfants pourvus d'une bonne nourrice traversent en souriant toutes les périodes de l'évolution dentaire.

Galien voulait, avec raison, que l'enfant ne prît que du lait, jusqu'à la sortie de sa première dent : « *Puellus, quoad primas dentes emiserit, solo lacte alendus.* »

Cet aliment maternel est, effectivement, le calmant spécifique et le consolateur par excellence des souffrances du petit. C'est pour cela qu'il faut toujours choisir, pour inaugurer le sevrage, une époque de repos de la dentition, celle qui vient après la sortie des douze premières dents, par exemple ; ou (ce qui vaut encore mieux) le temps d'arrêt, plus long, qui suit l'éruption de la seizième.

Le prurit des gencives s'apaise par le hochet, connu de toute antiquité, puisqu'on a retrouvé, à Pompéï, des instruments d'ivoire ornés de grelots, absolument analogues à ceux que vendent nos bijoutiers du boulevard. Que le hochet soit un anneau ou une tige, une racine de guimauve ou d'iris, un tampon de linge ou une croûte de pain, il est mâchonné avec avidité par l'enfant, qui amincit de cette façon sa gencive, et hâte l'issue de la dent enfermée. Quand la gencive est molle et douloureuse, tous les quarts d'heure, la mère ou la nourrice devront la frictionner avec la pulpe du doigt, imprégnée d'un sirop calmant. Si, au contraire, la gencive est très dure, tendue et résistante, alors il faudra la faire inciser par le médecin. Cette petite opération, pratiquée en croix, assez profondément, à l'aide d'une lancette, est sans aucun danger et elle rend de grands services ; par la petite hémorrhagie qu'elle détermine, elle a, en outre, l'avantage de décongestionner la bouche et de ramener le calme dans l'état général.

Si l'enfant est très nerveux et disposé aux convulsions, il faudra lui faire prendre un peu de sirop de belladone ou de sirop au bromure de calcium, et lui administrer de petits bains tièdes prolongés. Enfin, le lymphatisme, cet habituel apanage de la première enfance, sera combattu par les bains de mer et les préparations iodées.

XXVe CAUSERIE

LES CONVULSIONS DE L'ENFANCE

Les convulsions de la première enfance sont tellement communes qu'il y a intérêt, pour nos lectrices, à bien connaître leur signification et leur traitement. « L'enfant, a dit Michelet, est un être inharmonique, vibrant à tout, véritable jouet des nerfs. » C'est précisément ce manque caractéristique d'action modératrice, de la part des centres nerveux, qui nous explique l'apparition facile des convulsions, chez les enfants, à l'occasion des moindres dérangements de la santé : la dentition, l'indigestion, les débuts d'une affection aiguë quelconque, font surgir ce tableau morbide, plus effrayant, heureusement, qu'il n'est grave, et que toutes les mères connaissent bien.

Après une courte période d'insomnie, ou plus souvent d'assoupissement, soudain le bébé perd connaissance : sa tête se raidit et se contracte, son visage est grimaçant, ses joues rouges, son regard incohérent, sa respiration courte et inégale. Au bout de quelques minutes, tout rentre dans l'ordre. Mais l'enfant prédisposé par la débilité nerveuse, et surtout par le rachitisme, éprouve souvent des rechutes convulsives, jusqu'à ce que les accidents deviennent, de moins en moins fréquents, à mesure que le cerveau a acquis, par l'âge, une certaine activité fonctionnelle.

Les causes des convulsions sont souvent, ainsi que nous le disions, insignifiantes, tout étant traumatisme pour le nouveau-né. Un auteur anglais rapporte un cas causé par la déglutition d'un long cheveu. Dans de semblables circonstances, comment ne pas admettre que l'hérédité nerveuse ne soit pas uniquement responsable, et, pour ainsi dire, mère des accidents? Les impressions morales de la femme enceinte et de la nourrice sont, fréquemment, d'ailleurs, à incriminer, à cet égard : la frayeur et la colère sont les deux passions dont les effets morbides se font le mieux sentir sur la descendance. Mais on peut affirmer que les deux tiers des convulsions infantiles reconnaissent pour causes des troubles digestifs : alimentation vicieuse, vers intestinaux, constipation, diarrhée, embarras gastrique. Certaines impressions violentes ou douloureuses agissent également, comme provocatrices, sur le petit être disposé à l'état convulsif : une piqûre d'épingle, le pli d'un lange, un sinapisme, une brûlure; l'insolation ou le coup de froid; la présence de corps étrangers dans le nez ou les oreilles, provoquent aussi très souvent des convulsions.

Le vulgaire distingue avec raison deux formes de convulsions : les convulsions externes, crises à grand orchestre, dans lesquelles les membres s'agitent en mouvements désordonnés, après avoir été, d'abord, violemment rigides et conractés; — et les convulsions internes, auxtuelles les Anglais (qui se repaissent si volonbiers de comparaisons) donnent le nom d'*angels whisper*. Dans ces dernières, tout se passe dans la face, où règne le rire sardonique, et dans les yeux, dont l'expression pathétique rappelle celle de l'extase. Les convulsions internes n'ont point, comme on le croit à tort, une gravité plus grande : elles tiennent le plus souvent à la flatulence gastro-intestinale des enfants en bas âge, et aux troubles du grand sympathique qui en résultent.

Les spasmes convulsifs vraiment inquiétants sont ceux qui apparaissent au cours des fièvres éruptives et ceux qui sont symptomatiques de l'épilepsie; ces derniers présentent, habituellement, une fréquence et une intensité de secousses musculaires bien plus marquées et sont suivis d'une période de sommeil beaucoup plus longue. En outre, ils sont toujours précédés du cri, inséparable de l'attaque épileptique.

Que faire, en présence d'un enfant atteint de convulsions? Il faut, d'abord, le mettre à nu, pour bien l'examiner, explorer tout le corps, et notamment la bouche, l'abdomen, le nez et les oreilles. Pendant l'exploration, on prépare un bain sinapisé, où l'on plonge l'enfant jusqu'à mi-corps, pendant qu'on recouvre sa tête de compresses froides, additionnées de quelques gouttes d'eau sédative. Si les spasmes continuent, on fait respirer au bébé un peu d'éther ou de chloroforme, et on lui administre un lavement tiède composé d'eau de guimauve, d'un jaune d'œuf et de 30 à 40 centigrammes d'hydrate de chloral. Mais, le plus souvent, on n'a même pas le temps de préparer une médication : l'enfant reprend aussitôt connaissance. Toutefois, comme le mal peut revêtir d'emblée la forme asphyxique, il est bon d'appliquer, en temps utile, les moyens précédents (1).

Les effets des lavements laxatifs sont merveilleux, surtout comme médication préventive, dans les soins hygiéniques que réclame le pre-

---

1. On a préconisé, contre les convulsions infantiles, des milliers de méthodes, plus souvent baroques que rationnelles. Parmi les plus étranges, je citerai la suivante, dont plusieurs auteurs *dignes de foi* (Canstatt, Schœnlein, Geyser, Erlenmeyer de Bendorf, Weiss de Saint-Pétersbourg) affirment les effets prodigieux : on tient le coccyx d'un jeune pigeon vivant sur l'anus de l'enfant convulsionné. L'animal meurt et l'attaque cesse de suite ! *Ab uno disce omnes...*

mier âge. L'enfant est un petit Gargantua dont toute la pathologie, comme la philosophie, tiennent dans le ventre. L'abdomen, que Hugo nomme l'*outre des vices*, est, assurément, l'outre des maux qui assiègent l'enfance : glouton et vorace, même lorsqu'il est uniquement nourri au sein, l'enfant trouve encore le moyen de se procurer une indigestion par repas, si surtout les tétées ne sont pas mathématiquement réglées. Rien de mauvais, quand s'achève à peine le travail de messire Gaster, comme de le contraindre à en inaugurer un nouveau.

Ettmüller appelle le ventre « *valetudinarium infantile,* » la clef de la pathologie de l'enfance.

Pour éviter le retour des convulsions, et empêcher les congestions qui les suivent, il est souvent utile de continuer, pendant quelques jours, les bains sinapisés; d'inciser et de frictionner les gencives douloureuses, et d'administrer, enfin, journellement, vingt à trente centigrammes, dans du lait, de bromure de potassium, admirable spécifique de l'état nerveux, dont l'efficacité n'a d'égale que l'innocuité. On surveillera avec soin l'alimentation ; on combattra les vers intestinaux : on évitera tout surmenage et toute fatigue aux centres nerveux, si fragiles, du jeune enfant. On lui prescrira des bains tièdes fréquents; on n'excitera point ses passions affectives, sa jalousie, sa colère; on le préservera avec soin des coups et des chutes, accidents contre lesquels on ne saurait prendre trop de précautions.

Pour lutter contre le tempérament nerveux du petit être et lui éviter de parcourir, plus tard, le douloureux calvaire de la névropathie, l'un des meilleurs antispasmodiques est la vie en plein air. Les enfants que l'on ne tient pas enfermés, qui sortent tous les jours au grand air, ne développent point leur sensibilité au détriment de leur sang et de leurs muscles : leurs facultés intellectuelles sont moins en émoi que dans l'existence sédentaire. Le mouvement et l'exercice sont indispensables à la première enfance, qui possède un excédent d'activité vitale à dépenser. Méfiez-vous des enfants sages : ce sont candidats à la scrofule, au rachitisme et à la névrose.

Méfions-nous aussi de l'insomnie, chez les

jeunes enfants. Un enfant qui ne dort pas est un enfant menacé d'affections nerveuses. La surexcitation nocturne et l'horreur de la solitude indiquent aussi un défaut d'équilibration, une irritabilité cérébrale, qu'il importera de modifier de bonne heure. On évitera de confiner l'enfant dans une chambre mal aérée et trop obscure ; on évitera, également, de le couvrir avec exagération, une chaleur trop concentrée étant fort capable de susciter, dans le jeune âge, des mouvements fébriles. On lui facilitera, surtout le jeu en plein air, le plus sûr et le plus éprouvé de tous les remèdes, pour fortifier, calmer et embellir la première enfance.

XXVI° CAUSERIE

DU RACHITISME

Cette affection consiste principalement dans un trouble nutritif du système osseux, qu'elle déforme et courbe. C'est le type de ces maladies de croissance (ou d'*évolution*) de la première enfance, qui puisent leurs sources dans une hygiène vicieuse, et qui disparaîtront le jour où le régime alimentaire et les précautions sanitaires qui conviennent à l'éducation infantile seront strictement observés. Le rachitisme commence presque toujours, d'ailleurs, par des troubles digestifs initiaux, plus ou moins rebelles, que l'on reconnaît aisément comme liés à une alimentation insuffisante ou vicieuse, disproportionnée aux organes et aux fonctions du petit être. Accessoirement, le froid humide, l'absence d'air et de lumière viennent surajouter leur action débilitante à l'influence néfaste d'un régime mal compris.

Le mal commence, d'ordinaire, entre dixhuit mois et deux ans. L'enfant dépérit, devient grognon; gros mangeur, il ne profite pas; il est pâle et maigre, ses chairs sont molles et flasques, ses cheveux rares et soyeux; sa peau est facilement baignée de sueurs profuses, surtout au niveau du cuir chevelu et des paumes des mains; son visage, ridé, apathique et souffreteux, ressemble au masque d'un petit vieillard. On remarque un notable retard dans les éruptions dentaires : les premières dents sortent à 12 et 15 mois ; les autres suivent, à de longs intervalles, atrophiées et disposées à une carie facile. Les urines, troubles et blanches, laissent déposer une vraie bouillie de phosphates calcaires. On constate, enfin, des alternatives de diarrhée et de constipation, quelquefois des vomissements.

Tels sont les prodromes du rachitisme. C'est à ce moment qu'il faut agir avec vigueur. Car il est trop tard, lorsque les têtes osseuses, gonflées, se nouent, lorsque le crâne s'épaissit et s'élargit, lorsque les côtes forment le chapelet rachitique et que l'épine dorsale et les membres s'infléchissent en arcs de cercle. Alors, les lésions sont *acquises* et le rachitique n'est susceptible de guérir que par une éburnation progressive de ses déformations, définitivement installées dans l'organisme.

Elles sont si caractéristiques, ces déformations, que Diderot a pu dire : on reconnaît un bossu rien qu'à ses pieds :

Même quand l'oiseau marche, on sent qu'il a des ailes!

L'allaitement exclusif au sein, jusqu'à dix ou douze mois : voilà la meilleure prophylaxie du rachitisme. Le lait maternel est, en effet, le plus riche en phosphates, et le plus capable de nourrir la formation de notre charpente osseuse. Le lait de chienne lui-même, que l'on a proposé dans ces dernières années, pour les enfants rachitiques, est loin de valoir pour eux le lait maternel.

Le sevrage de l'enfant ne devra pas, non plus, être tardif : à partir du dixième mois, on peut introduire, dans l'alimentation, des œufs à la coque et de la bouillie d'avoine; un peu plus tard, le poulet, le veau et le poisson constitueront la base d'un régime excellent pour l'enfance. L'enfant sera ainsi graduellement sevré du lait maternel; on opérera le sevrage absolu et définitif dans l'intervalle de deux éruptions dentaires. Comme médicament, le rachitique prendra, chaque jour, trois cuillerées à café d'huile de foie de morue, additionnée, par litre, de 10 centigrammes de phosphore, suivant l'excellente formule du médecin viennois Kassowitz. En été, on remplacera cette prépa-

ration par un mélange, à parties égales, de
sirop de lacto-phosphate de chaux et de sirop
iodo-tannique. Un logement sec, aéré et ensoleillé, la vie en plein air, au bord de la mer,
principalement ; les bains de mer naturels ou
artificiels, les bains sulfureux, etc., compléteront les bons effets de la médication. Mais l'enfant sera, bien entendu, soumis à un repos
relatif, afin de ne point exagérer, par des chocs
extérieurs, ses déformations et ses souffrances.

Lorsqu'on n'a pas réussi à enrayer la première période du mal, les formes et la santé
elle-même sont (comme nous l'avons dit) à
jamais compromises. On cherche bien à remédier aux déformations du thorax, aux déviations de l'épine dorsale et du bassin, par le
moyen des corsets orthopédiques et d'attitude,
par la gymnastique médicale, les savantes ma-
nipulations du massage, l'hydrothérapie rationnelle, les courants électriques continus. Mais
on n'arrive guère à dégager le cœur et les poumons d'une compression et d'un refoulement
acquis ; et l'on n'a pas encore trouvé le moyen,
même chirurgical, d'agrandir la filière du bas-

sin pour permettre l'enfantement aux femmes rétrécies par le rachitisme. Trop souvent, cette « coupe profonde d'amour » devient, alors, pour le petit être, « *the way of the death* », pour employer la poétique expression de Milton.

Infirmes, cagneux, bossus et valétudinaires, les rachitiques confirmés atteignent rarement un âge avancé : ils succombent bientôt à la consomption, à l'emphysème ou à des affections aiguës du cœur et des poumons. Toutefois, (ainsi que nous l'avons déjà remarqué ailleurs) bien des rachitiques ont vécu suffisamment pour honorer l'humanité : qu'il nous suffise de citer Esope, le génial fabuliste; l'amusant poète Scarron; Pope, l'auteur de l'*Essai sur l'homme*, et, parmi les hommes de guerre, le prince de Conti, le duc de Parme, et le fameux maréchal de Luxembourg, surnommé le tapissier de Notre-Dame, à cause des nombreux drapeaux qu'il avait pris à l'ennemi. — « Quand ce bossu cessera-t-il de me vaincre ? » s'écriait le prince d'Orange, après sa défaite à Fleurus... — « Comment sait-il que je suis bossu? ripostait Luxembourg : jamais il ne m'a vu le dos. »

L'esprit des bossus est, d'ailleurs, passé en proverbe : Esope est le type classique, comme Pulcinello le type populaire, de cette humeur, à la fois maligne et joyeuse, que l'on a mis sur le dos (et même placée dans la bosse) de ces infirmes : étrange localisation, du reste. L'expression « *Rire comme un bossu* » n'a pas été sans influence sur cette réputation, quelque peu usurpée, peut-être. Elle vient de ce que, dans un rire violent, nous sommes forcés d'élever le plus possible nos épaules, afin d'agrandir, instinctivement, notre cage thoracique et de permettre aux poumons de faire ample collection d'air.

Le docteur Regnier attribue l'expression spirituelle et mordante des bossus à l'extension de leur tête, qui sollicite une sorte de contracture des muscles peauciers du cou. Il y a assurément du vrai dans cette théorie, purement orthomorphique ; mais elle n'explique nullement la traditionnelle intelligence des rachitiques, et surtout leur incontestable précocité, observée d'une manière unanime. Ces phénomènes trouvent,

au contraire, leur explication plausible, dans
l'ossification tardive des os du crâne ; la boît
osseuse céphalique, demeurant longtemps à
l'état mou, permet au cerveau de se développer
tout à son aise et de l'élargir à volonté. Or, on
sait que, d'une manière générale, l'influence de
la *quantité* cérébrale sur le degré intellectuel est
admise par les physiologistes, et qu'elle est
même considérable.

XXVIIᵉ CAUSERIE

LA CROISSANCE

On peut définir la croissance : un travail particulier qui se manifeste, chez les êtres vivants,
par l'augmentation des dimensions et par celle
du poids. Dans l'espèce humaine, l'accroissement de la taille commence avec la conception,
et se termine entre vingt-cinq et trente ans.
Elle s'opère par l'allongement progressif des os,
dont les parties molles ne peuvent faire autre-

ment que de suivre le développement. Quant au mode d'allongement du système osseux, voici comment il s'opère : Un cartilage particulier se trouve placé à chaque extrémité des os longs, et c'est par l'intermédiaire de ce cartilage, indépendant, que l'os s'allonge : lorsque le cartilage se soude définitivement à l'os, l'accroissement de ce dernier en longueur est terminé, sans rémission.

La taille moyenne du nouveau-né est de 49 centim. et son poids moyen de 5 liv. 1/2. De o à 1 an, la croissance est de 20 centimètres environ; de 1 an à 2 ans, elle est de 10 centimètres. Ce chiffre diminue ensuite progressivement, tous les ans, jusqu'à 20 ans : ainsi il est de 75 à 15 millimètres par année. La petite fille s'accroît plus vite que le petit garçon : mais, en revanche, sa taille est arrêtée bien plus tôt. Un enfant qui vient au monde doit normalement doubler sa taille en six ans. Quant à l'augmentation du poids, elle est loin de suivre l'évolution, si régulière, de la taille : elle n'est soumise à aucune loi fixe, parce que les tissus musculaire et cellulo-graisseux prolifèrent d'une façon très variable selon la race, le climat, l'individu et le mode d'éducation.

C'est au moment de la puberté, ce doux printemps de l'homme, que les phénomènes de la croissance atteignent leur *maximum* d'intensité, ainsi que l'avait parfaitement vu Buffon : « Jusque-là, la vie de l'être était renfermée en lui-même et il ne pouvait la transmettre. Au moment de la puberté, l'être a acquis tout ce qu'il lui faut et pour exister et pour communiquer son existence à d'autres. » Aussi, vers 14 ou 15 ans, la circulation du sang devient-elle très active. Il se fait aisément des congestions. Si le travail est prématuré, l'hygiène mauvaise, l'alimentation insuffisante, alors apparaissent des maladies inflammatoires du poumon et du cœur, et des fièvres graves, telle que la fièvre typhoïde, dont le ferment guette sans cesse, dans les villes, le jeune sujet surmené...

C'est souvent à l'occasion de ces fièvres que se préparent, chez le jeune sujet, les secousses de la croissance. Le long séjour au lit écarte les disques intervertébraux et allonge ainsi l'épine dorsale. D'autre part, le vif travail nutritif, suscité par la convalescence, accélère l'allongement des cartilages épiphysaires.

Par elles-mêmes, les poussées de taille semblent capables de provoquer, chez les enfants, des accès de fièvre éphémère, avec pâleur, amaigrissement, tendances aux syncopes. Tout le monde connaît les maux de tête des écoliers : fréquents à la puberté, ces maux de tête, qui siègent principalement au front, s'accompagnent d'étourdissements, de battements au cœur, de saignements de nez, etc... Les symptômes s'accentuent, sous l'action du travail intellectuel; et parfois, les accidents fébriles sont si nettement marqués, que le médecin voit passer en son esprit les diagnostics graves de méningite ou de fièvre typhoïde. Mais, s'il vient à palper les régions articulaires, il y constate, fréquemment, une grande sensibilité: il pense, alors, à la fièvre de croissance et ne voit plus qu'une simple courbature fébrile se dégager du noir tableau des accidents morbides.

Toutefois, les phénomènes nutritifs qui se passent du côté du système osseux, chez les adolescents, peuvent revêtir une allure des plus graves, celle de *l'ostéite aiguë*, appelée aussi *typhus des membres*, et qui pardonne rarement; ou bien encore celle de la *tarsalgie*, qui consiste en une inflammation, suivie de déformation, dans le système articulaire, si compliqué du pied. Infiniment moins sérieuses sont les *exostoses* de l'adolescence, les *ongles incarnés* et les attitudes vertébrales vicieuses ou déformantes, que l'on doit rattacher également aux phénomènes physiologiques de la croissance, et sur lesquelles nous avons déjà insisté, plusieurs fois, dans nos travaux sur l'hygiène à l'école (1).

Dans l'éducation normale de la première enfance, les mensurations de la taille et du poids ont une importance de premier ordre, qui a fait dire au regretté Fonssagrives : « Il faut élever les enfants à la balance et au mètre. » C'est, en effet, par les renseignements précis que nous donnent ces instruments, qu'il nous est seulement possible d'apprécier le développe-

---

1. Voir surtout le *Précis d'Hygiène* des docteurs Monin et Dubousquet Laborderie.

ment du petit être, et de modifier son hygiène en conséquence : « Quand on voit, dit Bouchut, que le nourrisson n'augmente point de 15 à 30 grammes par jour, il faut changer la nourrice. » La balance parle sans réticences, et contrôle la nutrition. Quant aux chiffres que donne la taille de l'enfant, ils ont aussi leur éloquence. Une croissance prématurée indique la prédominance nerveuse et la phtisie possible. Une croissance tardive (que toujours accompagne une dentition également en retard) doit faire suspecter le rachitisme. Vous voyez, d'ici, les conséquences indiquées : élever, de même que gouverner, c'est prévoir ; et, comme l'a bien dit Richardson, une once de précautions préventives vaut mieux qu'un kilogramme de traitement !...

Quelques mots, maintenant, sur l'hygiène de la croissance à l'époque de la puberté. A ce moment, l'enfant est mal à l'aise, triste, engourdi, timide, gauche et paresseux. Il est inapte au travail et nonchalant au physique comme au moral. Courbaturé, il a un besoin très grand de repos et de sommeil. Anémique, il réclame une alimentation riche et fréquente, à laquelle il est bon d'ajouter l'usage du lait, de l'huile de foie de morue, du phosphate de chaux et des préparations ferrugineuses. Si le passage de l'enfance à l'adolescence est difficile, il ne faut pas hésiter à arracher le jeune sujet à l'internat et à son milieu malsain, pour lui donner la vie en plein air, et le soumettre, sans retard, aux pratiques de la gymnastique et de l'hydrothérapie, qui sont les agents physiques les plus capables de diriger, dans le sens de la nature, les phénomènes si importants, si capitaux, de la croissance (1).

*
* *

Quelques mots, maintenant, sur l'influence exercée sur le cœur par la croissance.

La croissance, chez l'homme et chez les animaux, se manifeste par l'augmentation des dimensions du corps et par l'augmentation du poids. Son évolution s'étend ainsi sur tous les

1. Pour les questions de sexualité, voyez notre *Hygiène des Sexes.*

éléments anatomiques de l'organisme. C'est surtout de quinze à vingt ans que le volume du cœur s'accroît notablement, surtout dans le sexe masculin : cette exagération de capacité suit ou précède le développement du corps. S'il y a perturbation dans la croissance ou évolution *subite* de celle-ci (à la suite d'une fièvre grave par exemple), le tissu musculaire du cœur sera obligé de remplir, tout à coup, un rôle important ; alors, surmené, il s'hypertrophiera, absolument comme les muscles des mollets chez les danseuses. Cette maladie, pour ainsi dire *physiologique* du cœur, a été magistralement étudiée par le professeur G. Sée, dans des leçons professées à l'Hôtel-Dieu de Paris.

L'augmentation du volume du cœur se traduit par la matité à la percussion, l'abaissement de la pointe du cœur, et un bruit de souffle, plus ou moins constant et prononcé, à l'auscultation. Le pouls est ordinairement normal, parfois intermittent et mal rythmé.

Le malade éprouve des palpitations nerveuses désordonnées ; une certaine gêne respiratoire, qui augmente à l'occasion d'exercices

prolongés ou violents; et enfin, des maux de
tête frontaux continus, empêchant tout travail
cérébral : ces maux de tête proviennent, évidemment, d'un état congestif de l'encéphale,
appelé par les contractions exaltées du muscle
vasculaire central.

La maladie ne guérit guère avant vingt-cinq
ans, terme moyen de la croissance : mais la
guérison, quoique lente, s'obtient *constamment*.
G. Sée a soigné ainsi quatre-vingts malades,
dont trente âgés de huit à seize ans, et cinquante de seize à vingt et un ans; ils étaient
dans d'excellentes conditions d'hygiène : « Tous,
dit-il, avaient l'énergie de la force nervo-motrice
et l'intégrité des fonctions digestives ou nutritives; si le cœur avait été fatigué, le corps ne
l'était certes pas... »

Voilà *l'hypertrophie de croissance*, et voilà
aussi l'explication de ce fait, bien connu des
anciens, que le cœur est le viscère le plus sensible à la réceptivité morbide, pendant l'ado -
lescence. A cette saison de la vie, le cœur,
surmené et forcé, doit développer une vigueur
inusitée, et la moindre prédisposition trouve,

dans ces conditions, une occasion favorable pour se développer. Il faut donc mettre, autant que possible, le jeune homme à l'abri des circonstances capables d'exagérer l'hypertrophie. On doit lui éviter les efforts, les refroidissements, les secousses émotives et perturbations nerveuses, si communément liées à la pénible profession militaire. On doit modérer, chez lui, la marche et l'exercice musculaire; prescrire une bonne hygiène du vêtement, ainsi qu'une alimentation appropriée et de facile digestion : toutes choses incompatibles, ainsi que la médication ci-dessus, avec les exigences du service des armées : *l'hypertrophie du cœur liée à la croissance* est, en effet, de l'avis de tous, un cas absolu d'exemption. C'est l'opinion du médecin inspecteur Daga (*Archives de médecine,* 16 février 1885), celle du baron Larrey (le bulletin de l'Académie des sciences de janvier 1885 renferme une note très précieuse de lui sur cette question). Enfin, elle a fait l'objet d'un important travail du docteur Coustan, médecin-major au 122ᵉ, publiée dans la *Gazette des sciences médicales de Bordeaux* (1886).

L'opinion des médecins français est partagée par les Anglais et les Américains. Elle restera la seule juste et pratique, tant que nos conseils de révision ne pourront pas (comme cela a eu lieu en Allemagne), prononcer des exemptions pour une *catégorie* d'appel.

Comme traitement, nous préconisons un régime tonique, la viande grillée à hautes doses, la vie en plein air, le sirop d'iodure de fer additionné de 1 p. 100 d'iodure de sodium. Avant chaque repas, je prescris 20 gouttes d'un mélange, à parties égales, des teintures de muguet, de kola, de coca et de digitale. Les pratiques du massage, les frictions excitantes sur les jointures, l'absence de tout surmenage physico-mental s'appliquent au traitement rationnel de la croissance et de tous les accidents morbides sollicités par elle. On évitera, principalement, les marches forcées et l'absurde pratique du vélocipède, qui, chez les jeunes gens, ne sert qu'à déformer les articulations et à incurver la colonne vertébrale. Il faut s urtout faire l'éducation hygiénique des poumons par la gymnastique d'attitude, le chant, la déclamation, le jeu des instruments à vent, et tout ce qui peut, en un mot, favoriser une bonne ampliation thoracique. A cet égard, il serait bon de donner, chez nous, droit de domicile aux pratiques suédoises, sur la valeur desquelles j'ai, l'un des premiers, attiré l'attention, dans mon petit livre intitulé *La santé par l'exercice* (1).

XXVIIIe CAUSERIE

L'HYGIÈNE SCOLAIRE. — L'INSPECTION MÉDICALE DES ÉCOLES

En France, comme à l'étranger, le mouvement hygiénique est surtout marqué dans les écoles. « L'enfant est le père de l'homme, » selon le mot si vrai du poète anglais : on a raison de profiter de cet âge tendre, qui vibre à tout, pour faire pénétrer dans les âmes les principes les plus utiles au perfectionnement physique et moral de l'homme.

Il y a longtemps que les bons esprits propo-

1. Doin, éditeur, 1889.

sent (sans être, il est vrai, écoutés, jusqu'ici) d'étendre aux établissements privés l'inspection médicale dont bénéficient, depuis quelques années, les écoles primaires et maternelles. On demande, en outre, l'atténuation du formalisme et de la paperasserie administrative, actuellement en honneur ; un rapport trimestriel détaillé devrait être rédigé par le médecin lui-même et transmis à l'Administration centrale, puisque elle seule possède des pouvoirs assez étendus pour appliquer d'urgence les mesures (fermeture, réparations, etc.) reconnues nécessaires par l'inspecteur.

Le docteur Mangenot, notre savant collègue de l'inspection médicale scolaire, a précisément publié sur la question un remarquable travail, où il étudie ce qu'est l'inspection à l'étranger, et ce qu'elle doit être en France. Notre pays n'a rien à envier sous ce rapport (disons-le tout d'abord) aux autres nations, qui sont, pour la plupart, moins bien partagées. A Paris et dans la plupart des grandes villes, notamment le Havre, Reims, Saint-Etienne, Amiens, Grenoble, Nantes, Roubaix, Lyon, etc., l'inspection fonctionne parfaitement bien et rend d'incontestables services, au point de vue de la propreté des locaux comme au point de vue de la santé des écoliers.

Pour être fructueuse, l'inspection doit, d'abord, constituer le *dossier hygiénique* de chaque local scolaire, de façon à éclairer l'Administration sur les causes possibles d'insalubrité inhérentes à l'établissement. Quant à la propreté journalière, à la ventilation, à la température des salles de l'école, c'est affaire à l'instituteur d'y veiller de son mieux, pendant les intervalles que laissent entre elles les visites médicales, forcément éloignées.

Le rôle du médecin est de renvoyer, sans hésitation, dans sa famille, tout enfant atteint d'une maladie contagieuse, susceptible de se transmettre à ses camarades ou simplement pouvant être pour eux une cause permanente d'incommodité. Il devra, lors de ses visites, examiner surtout avec le plus grand soin la tête des enfants confiés à ses soins. A ce propos, un hygiéniste autorisé, le docteur Ollivier, a (avec raison, croyons-nous) soutenu la noncontagiosité de la teigne *pelade*, longtemps considérée comme une maladie parasitaire du cuir chevelu, mais que plusieurs savants rattachent, aujourd'hui à un trouble nerveux de cette région, entraînant l'atrophie des bulbes pileux. La contagion de la pelade est donc très problématique : cette maladie doit être, évidemment, soignée par des moyens appropriés, mais elle ne doit pas fermer les portes des écoles, d'une manière prolongée, aux enfants qui en sont atteints...

Le devoir du médecin est de veiller à toutes les causes, scolaires et personnelles, capables de nuire au développement physique ou intellectuel de l'écolier. C'est dire qu'il doit s'occuper de la myopie scolaire, des déviations du squelette, de l'état de la dentition et des organes des sens, du surmenage cérébral et de tout ce qui constitue, en un mot, la matière de l'hygiène des écoles. Nous avons trop souvent entretenu (1) nos lecteurs de ces questions (qui

---

1. Voir notamment : *Les Propos du Docteur* et *La Lutte pour la santé.*

leur sont maintenant familières), pour avoir à leur fournir, aujourd'hui, de nouveaux développements. Au sortir de l'école, et durant les vacances, l'hygiène ne doit point non plus abandonner la santé de ces jeunes êtres, sur lesquels reposent la force et l'avenir de notre nation.

C'est avec une vive satisfaction que tous les hommes de progrès voient la Ville de Paris instituer, depuis quelque temps, les colonies scolaires de vacances, déjà fécondes en heureux résultats chez nos voisins les Allemands et dans d'autres pays d'Europe. Rien ne peut donner une idée de la joie de ces pauvres enfants pâles et malingres, tristes produits de l'agglomération urbaine, — que la sollicitude municipale envoie à la mer ou à la forêt, pour développer leurs poumons rétrécis et réveiller leur nutrition défaillante !

C'est à un pasteur suisse, M. Bion, que sont dus les premiers essais de régénération de l'enfance par les colonies scolaires de vacances. En France, c'est à M. Cottinet, administrateur de la caisse des écoles du neuvième arrondissement, que revient l'honneur de la première application du système. Les résultats en sont très remarquables, ainsi qu'en témoignent les pesées et les mensurations de la taille et du périmètre thoracique, effectuées avant et après les vacances. Il resterait à généraliser cette méthode, en somme peu onéreuse, en faisant appel aux donations particulières en faveur des écoles de chacun de nos arrondissements. En rendant accessibles les stations maritimes, et même certaines stations thermales, à cette utile institution, combien il serait facile de prévenir les maladies qui assiègent l'enfance, de réformer les diathèses et vices naissants, de donner, enfin, aux écoliers la provision de santé dont ils ont besoin pour résister à toutes les causes morbides embusquées dans les grandes villes et dans les milieux scolaires !

En attendant l'heureux jour où la pratique des colonies de vacances pourra se généraliser, nous sommes évidemment forcés de choisir, parmi les enfants chétifs, ceux qui ont donné à leurs maîtres la plus grande satisfaction durant l'année scolaire : les colonies sont donc, en l'état actuel, non seulement un puissant modificateur hygiénique, mais encore un levier sûr pour l'émulation et la vigueur morale des écoliers. C'est dire qu'une institution bienfaisante d plus vient de s'ajouter à nos lentes réformes sociales : avant peu de temps, les colonies de vacances, comme les cantines scolaires, comme l'inspection médicale des écoles, etc., seront entrées définitivement dans nos mœurs, aux applaudissements de tous les hommes de bonne volonté.

XXIXᵉ CAUSERIE

JEAN-JACQUES ROUSSEAU ET L'ÉDUCATION INFANTILE

Dans le livre d'or que M. John Grand-Carteret a consacré à la mémoire de Rousseau, je crois avoir prouvé que le philosophe de Genève doit être considéré, à bon droit, comme le père de l'éducation rationnelle du premier âge (1).

1. Voir *J.-J. Rousseau jugé par les Français d'aujour-d'hui*. — Librairie acad. Perrin, 1889.

Il fallait avoir fait une étude profonde de l'enfant, considéré au physique et au moral, pour édifier cet ouvrage, si excellemment revolutionnaire, qu'on nomme l'*Emile*, — revendication éloquente des droits du jeune âge, condamnation sans appel du maillot, des lisières, des entraves physiques et mentales, panégyrique complet de l'allaitement maternel, en un pays où, depuis si longtemps déjà, la mamelle se meurt, la mamelle est morte !

Relisons ensemble l'*Emile*, et nous y trouverons, cher lecteur, des conseils hygiéniques excellents, dont plus d'un Français de notre époque pourrait encore faire son profit. C'est, d'abord, une protestation contre une coutume de certains pays, le pétrissage de la tête des nouveau-nés, afin d'en modifier la forme : « Nos têtes seraient mal, dit-il, de la façon de l'Auteur de notre être ; il nous les faut façonner, au dehors par les sages-femmes, au dedans par les philosophes. Les Caraïbes sont, de la moitié, plus heureux que nous. »

Il nous montre, ensuite, l'enfant, moins à l'étroit dans les eaux de l'amnios qu'il ne l'est dans son absurde maillot, qui le comprime et l'empêche de se mouvoir, de croître et de respirer. C'est aux protestations de Rousseau que fût due, en grande partie, l'adoption du système anglais pour le vêtement du premier âge, aux lieu et place du *carcere duro* qu'était le maillot du dix-huitième siècle...

On ne saurait trouver, non plus, un meilleur réquisitoire contre les nourrices et leur industrie mercenaire, un guide plus sûr, pour l'allaitement et la nourriture du premier âge, que ces superbes pages de l'*Émile*, où Roussseau entre dans des détails de physiologie étonnamment approfondis pour son époque. On y trouve surtout cet éloge motivé du rôle de la mère (que Victor Hugo déclarait sublime *parce qu'elle est une espèce de bête*), dans cet aphorisme si rempli de simplicité vraie : « La sollicitude maternelle ne se supplée pas. » Il insiste avec raison sur la nécessité d'une propreté exquise et d'une graduelle accoutumance à l'eau froide. Il se déclare, avec Locke, partisan de la méthode d'endurcissement; ennemi des drogues, ami de la campagne et de la nature, les villes étant le

« gouffre de l'espèce humaine », les hommes
et les enfants surtout n'étant point faits pour
être entassés en « fourmilières », etc.

Nous ne pouvons détailler ici les préceptes
qu'il donne pour la première éducation et le
sevrage : ils ne sont pas moins conformes à
l'observation rationnelle des faits. Pour l'instruction proprement dite, Rousseau est le premier qui osa faire entendre une protestation
vigoureuse contre « ces risibles établissements
qu'on appelle collèges », où le cerveau se
fatigue et se surmène sans profit. L'éducation
à haute pression est, en effet, l'antipode de
l'hygiène intellectuelle. Elle compromet la vali-
dité du cerveau, rompt l'équilibre entre le physique et le moral, rabougrit et déforme les
générations mâles et perpètre la décadence physiologique de la femme.

Rousseau pose en principe que la règle primordiale, en matière pédagogique, ce n'est pas
de gagner du temps, c'est d'*en perdre*. Herbert-
Spencer dira, plus tard, que la première qualité
requise pour le *struggle for life* est d'être un *bon
animal*. Fræbel et Pestalozzi préconiseront,

après Rousseau, les fameuses *leçons de choses*, qui n'ont commencé à s'introduire sérieusement, dans l'éducation primaire, que sous notre troisième République, — si calomniée. Les *leçons de choses* ont l'inappréciable avantage, reconnu par le philosophe de Genève, d'approprier doucement les connaissances à l'entendement avant de les déposer dans la mémoire : « Avec notre éducation babillarde, nous ne faisons que des babillards. »

Pour que le corps obéisse à l'âme, il lui faut de la vigueur : un bon serviteur doit être robuste. Voulez-vous que les exercices intellectuels se digèrent complètement et avec facilité ? Il faut que le physique soit régulièrement développé selon l'hygiène. Atmosphère pure, chambre vaste, soleil vivifiant, jeux en plein air, peu d'habillements, point de coiffure, point de lits de plume, etc., etc. Rousseau nous décrit, avec amples détails, dans l'*Emile*, toute cette hygiène somatique, qui favorisera la croissance et l'évolution naturelle du jeune organisme.

L'exercice sous toutes ses formes, la course, le chant, les travaux rustiques, l'équitation, la natation, les métiers manuels, l'éducation des sens (admirables pages sur le *goût* et sur l'*odorat*) constituent, d'après le grand philosophe, les principaux engins de l'éducation pratique. Avec le système de l'*Emile*, il n'y a jamais à déplorer l'abus des facultés d'acquisition, ennemies des initiatives et des énergies de la pensée libre. Les connaissances, adroitement ingurgitées par des cerveaux que n'encombrent pas les études abstraites, sont [aussitôt assimilées : le jugement demeure entier, vigoureux et sain...

Jean-Jacques conduit ainsi son élève jusqu'à la puberté, qu'il nomme une seconde naissance. C'est un cap périlleux à doubler, pour la virginité du cœur et de l'esprit. Il s'agit de déraciner alors les dangereux penchants qui naissent de la mollesse; de retarder (le plus tard possible) les langueurs de l'amour ; d'empêcher la déplorable habitude qu'il nomme, euphémiquement, *un dangereux supplément*; et, enfin, de rendre la chasteté aimable et désirée de l'adolescent, — ce qui n'est pas toujours chose aisée.

Voilà, en quelques paragraphes bien arides,

la substance des préceptes d'hygiène éducative que l'on peut rencontrer dans l'*Emile*. Nul doute que notre immortel écrivain ait joué un rôle efficace, pour préparer l'ère de la protection infantile et de la réparation par l'hygiène, que nous pouvons enfin entrevoir aujourd'hui. S'il est vrai que l'âge d'or soit devant nous, et non derrière; il est salutaire aussi de pouvoir rendre justice aux devanciers du progrès, — surtout lorsque, comme Rousseau, leur prescience philosophique fut méconnue et leur existence malheureuse. Le paradoxe, disait Jean-Jacques, est une erreur frottée de vérité. Aujourd'hui, les idées paradoxales de l'*Emile* en matière d'éducation sont devenues des lieux-communs : lorsque ces lieux-communs seront devenus surannés, on pourra dire alors que l'hygiène pédagogique aura évolué à son *summum*.

XXX° CAUSERIE

L'ÉDUCATION SENSORIELLE DE L'ENFANT

C'est à W. Preyer, professeur à l'Université d'Iéna, que nous devons, assurément, les observations les plus précises et les plus originales, faites de nos jours, sur le développement psyshique du premier âge. Je vais essayer de vous donner un aperçu, très affaibli, de ses idées physiologiques assez compliquées, parce qu'elles doivent servir de base à une importante partie de l'hygiène infantile (1), l'hygiène pédagogique.

C'est dans l'activité des sens que réside évidemment la base de tout développement psychique. Chez le petit être, la perception de la lumière entraîne bientôt la distinction des couleurs ; le noir et le rouge sont d'abord re-

---

1. Voir, pour détails, *l'Ame de l'Enfant* par W. Preyer (F. Alcan, éditeur).

connus; le bleu et le vert sont les couleurs les plus difficiles à distinguer. Les mouvements des paupières et des yeux dirigent le regard de l'enfant et lui donnent, peu à peu, les idées de l'espace et de la pesanteur des corps. La vision n'a d'abord qu'une portée très courte : il faut, plusieurs mois avant que l'enfant puisse interpréter les objets vus, associer à ses sensations visuelles des mouvements musculaires.

Tous les nouveau-nés sont sourds, à cause de l'absence de l'air dans la chambre du tympan. Les premières sensations auditives datent du deuxième ou troisième jour environ après la naissance. L'audition des bruits musicaux n'existe qu'à partir du deuxième mois. La sensibilité au contact est faible, dans les premiers temps de la vie : ce sont les lèvres, la langue et la muqueuse nasale qui sont les parties les plus sensibles aux excitations. Le contact des liquides est le plus vivement ressenti, et l'on s'en aperçoit bien au moment des pratiques du baptême. Les premières perceptions tactiles de l'enfant lui sont évidemment fournies par l'acte de prendre le sein : c'est assurément pour cela qu'il suce habituellement tous les objets qu'on lui présente. Quant à la sensation du chaud et du froid, elle apparaît nettement chez lui après le premier bain.

Le nouveau-né possède le sens du goût. Si on lui met du sucre sur la langue, il fait des mouvements de succion, tandis que le sel provoque chez lui des grimaces de déplaisir. A la fin de la première année, l'enfant est capable de comparer ses impressions gustatives et devient difficile pour la saveur des aliments. L'odorat s'éveille également de bonne heure chez le nouveau-né; mais la distinction des sensations olfactives est extrêmement lente à s'établir, plus lente que chez certains représentants élevés de la série animale.

Les premières sensations et émotions organiques de l'enfant sont, d'après W. Preyer, la sensation de bien-être et celle de malaise : cette dernière se manifeste fréquemment par les cris, le resserrement des yeux, l'abaissement des angles de la bouche. La faim et la soif, qui se produisent dès la naissance, ont, comme corollaire, la sensation de satiété. La fatigue enfin est entraînée, chez le nourrisson, par l'action de crier, de téter, etc. La sensation de peur est héréditaire chez l'enfant en présence de certains animaux, du bruit du tonnerre, etc. Quant à la crainte des chutes, du feu, des bains de mer, etc., elle est beaucoup plus tardive. La peur et l'étonnement semblent les facteurs les plus puissants de développement pour l'intelligence naissante. Le désir de ce qui a procuré une fois un sentiment agréable développe, dans l'âme de l'enfant, progressivement, la volonté.

La volonté ne se manifeste, chez l'enfant, qu'à la suite de ces diverses perceptions sensorielles. On la reconnaît par les mouvements impulsifs, réflexes ou instinctifs du petit être. La préhension est, avec les actes de sucer, morle, mastiquer, lécher, grincer des dents, etc., l'un des mouvements les plus précoces déveoppés par la volonté. C'est de la dix-septième à la vingt-sixième semaine que se produisent les premiers efforts pour s'asseoir; dix ou douze semaines après, l'enfant apprend à se tenir debout, puis à marcher.

C'est par l'imitation que se constituent sur-

tout les mouvements expressifs, les mines du
visage, les gestes. Avec le soin le plus scru-
puleux, M. Preyer a étudié les premiers
sourires et le rire de l'enfant; de ses observations, il résulte indubitablement que tous
deux sont des mouvements expressifs spon-
tanés, et nullement imitatifs. Il n'en est pas de
même de la moue, ni surtout du baiser. Les
premières larmes ne coulent guère avant la fin
du premier mois : les signes expressifs de la
tête, le haussement des épaules, l'action de
demander et de montrer avec la main n'apparaissent que beaucoup plus tard. Les premiers
mouvements réfléchis ne se produisent guère,
en somme, qu'après la fin du premier trimestre
de la vie.

L'intelligence de l'enfant se forme en dehors
du langage, ainsi que le prouvent péremptoirement les observations faites sur les sourds-
muets. Ce n'est pas la parole qui a engendré
l'intelligence; c'est l'intelligence qui a inventé
le langage. M. Preyer est entré dans des détails
techniques très approfondis sur les anomalies
du langage, et nul n'a mieux étudié jusqu'ici

les imperfections du développement de la parole chez l'enfant. C'est ainsi qu'il rapporte le document le plus curieux pour la philosophie éducative : c'est un chapitre d'études complètes sur son fils, observé quotidiennement pendant les trois premières années, au point de vue de l'acquisition des premiers sons et du début du langage. Les observations faites avec rigueur, trois fois par jour, sont véritablement d'un très vif intérêt. L'enfant normal comprend beaucoup plus tôt les mots prononcés devant lui, qu'il ne les répète de lui-même : avant de parler, il produit beaucoup des sons existant dans sa future langue. L'hérédité ne joue là aucun rôle, et chaque enfant peut apprendre n'importe quelle langue, pourvu qu'il l'entende parler dès sa naissance.

Le sentiment du *moi* se développe assez tardivement chez l'enfant, à la suite d'une longue série d'expériences et surtout d'expériences douloureuses. Ce n'est que lentement que *le roseau devient pensant*, pour rappeler la fameuse phrase de Pascal. M. W. Preyer a ainsi rigoureusement étudié l'évolution de toutes les propriétés psychiques du nouveau-né, depuis les sensations les plus obscures jusqu'aux plus impénétrables et compliqués sentiments de l'âme humaine.

C'est, assurément, là, une belle et troublante étude, dont tous les pédagogues et tous les pédiâtres (tous ceux qui, en un mot, ont charge morale ou physique de jeunes êtres) devraient avoir à cœur de toujours s'inspirer. C'est à la physiologie et à l'hygiène de prendre, aujourd'hui, dans l'éducation, la place que la théologie n'a point su garder et d'être, à la fois *magistra scholarum et lux vitæ*, selon les expressives définitions de saint Thomas d'Aquin. L'éducation n'est qu'un faisceau d'habitudes, que l'hygiène seule peut rendre à la fois conformes à la tradition humaine et à l'évolution scientifique.

XXXIe CAUSERIE

L'HYGIÈNE DE LA VUE

La vue, ce roi des sens, est naturellement soumise aux lois de l'hygiène générale; elle souffre, comme l'économie tout entière, des vicissitudes atmosphériques, de l'humidité, de l'intempérance et des abus de tout genre; du travail intellectuel après les repas et surtout du labeur de martyrs que nous infligeons constamment à nos yeux, « ces délicats joyaux du corps. » (Charron.) Les vêtements trop serrés, le travail immédiatement après les repas, la constipation habituelle, le froid aux pieds, etc., troublent la vision, à la faveur d'une congestion céphalique habituelle. Les veilles prolongées, les abus de la lumière artificielle, le passage brusque de la lumière à l'obscurité et *vice versâ*, etc., etc., agissent plus directement sur la rétine, cette expansion membraneuse du nerf optique. Les pressions et les frictions du globe oculaire, les poussières et les vapeurs irritantes, les blessures et corps étrangers de l'œil (forgerons, moissonneurs) entraînent des lésions moins profondes, peut-être, mais qui ne sont pas moins compromettantes pour l'avenir de la fonction visuelle...

Traçons rapidement les préceptes capitaux relatifs à l'hygiène de l'œil. Il faut éviter les lavages à grande eau ou savonneux et se servir pour la toilette matinale, d'eau dégourdie, animée de quelques gouttes d'eau-de-vie camphrée ou d'eau-de-vie de lavande. « Les muqueuses n'aiment pas l'eau froide. » (Fieuzal.) Le matin au réveil, on évitera de se frotter les yeux; cette pratique mène sûrement à la calvitie ciliaire, et les cils sont les plus utiles des *tutamina oculi* et comme les véritables stores de ces fenêtres de l'âme. On ne suivra pas davantage le conseil, donné dans certains livres d'hygiène, d'humecter les paupières avec de la salive, liquide microbien et virulent par excellence, surtout à jeun. La nuit, on évitera les courants d'air; si l'on a l'habitude, excellente, de dormir avec une fenêtre ouverte, il importe que l'air frais ne vienne pas frapper directement les yeux. On évitera la lecture au lit ou dans la position horizontale, aussi bien que la lecture en voiture et en chemin de fer : c'est par ces déplorables pratiques que tant d'imprudents gaspillent irrémédiablement leur vue.

Le matin, il faudra, pour ne point irriter le nerf optique, graduer le passage de l'obscurité à la lumière : imitons, comme l'a dit Bonvalet, l'exemple de la bonne Nature, « admirable dans ses graduations crépusculaires du soir et du matin. » Ne cherchons pas à singer l'aigle; pour fixer le soleil, nous n'avons pas, comme l'oiseau de Jupiter, un écran noir [(ou *peigne*) qui joue dans notre œil le rôle du noir de fumée dans le télescope... Non seulement le soleil, mais les rayons lunaires, les éclairs nocturnes, la neige, les routes, murs et sables blancs, les substances incandescentes, les cours d'eau qui miroitent, etc., éblouissent dangereusement a vue. Une lumière insuffisante fatigue également le nerf optique : observez les prisonniers, ou bien encore essayez de lire à la pâle clarté qui tombe des étoiles !

A condition de ne les quitter qu'à bon escient, les lunettes fumées-coquilles sont excellentes pour les vues délicates : quant aux vues dont la portée est anormale, elles doivent être corrigées par des verres d'un numéro suffisant, jamais trop faible ni excessif. Pour le travail du soir, a lumière artificielle, immobile, d'une bonne lampe, est préférable à tout autre mode d'éclairage : il ne faut pas qu'une flamme agitée, vacillante, ou tout au moins irrégulière, vienne éreinter l'accommodation, en modifiant, à tout instant, le foyer visuel.

Dans le jour, le cabinet de travail recevra, de gauche, un jour doux ; les murs en seront grisâtres, dépourvus de glaces et de dorures. Le travailleur intellectuel, qui a le triste privilège d'une vue courte et délicate, évitera toute tension excessive des globes oculaires : il reposera souvent sa vue, soit en promenant, au loin, ses regards, soit en se levant fréquemment pour marcher ; car non seulement la marche avive les dées, mais elle ménage et conserve l'œil du myope. L'exercice en plein air, joint à un régime doux et à de fréquentes purgations, dimi nuent la tension intra-oculaire et empêchent les complications de la myopie, aussi communes que sérieuses.

Chez l'enfant, il faut (comme l'a démontré Gorecki) favoriser l'instruction orale au tableau : les Arabes ont le meilleur des mobiliers scolaires, parce qu'ils n'en ont pas. (Javal.)

La myopie est une maladie scolaire par excellence, à tel point qu'on a pu écrire : l'école est une fabrique de myopes. Les vices d'éclairage du local, la défectuosité du mobilier scolaire, les méthodes d'écriture incompatibles avec une bonne attitude, les livres et cartes imprimés trop fin : telles sont les grandes causes de la myopie, inconnue chez les sauvages et chez les paysans avant l'âge d'or de l'école primaire obligatoire. La myopie augmente parallèlement aux progrès de l'instruction universelle : l'excès de lumière morale doit-il donc, un jour, plonger la pauvre humanité dans les ténèbres physiques? Et sommes-nous condamnés à n'avancer du côté de la suprématie intellectuelle qu'au détriment de notre équilibre organique?

Quoi qu'il en soit, l'hygiène de l'œil n'est

point un leurre, puisque les récentes statistiques, relevées aux Quinze-Vingts et à l'Ecole Braille par nos savants confrères Trousseau et Chevallereau, s'accordent à affirmer que, sur cent aveugles, cinquante étaient porteurs d'affections *curables*, c'est-à-dire qu'avec des soins donnés à propos, on aurait pu faire de ces infirmes, émargeant au budget de la bienfaisance nationale, des êtres complets et utiles à leur pays! Il y a longtemps que nous avons souhaité, en France, la fondation d'une Ligue contre la cécité, analogue à la *Society for the prévention of Blindness* de Londres, dont l'activité est si fructueuse et si brillante. A quand cette fondation, plus pratique mille fois que les Ligues contre la phtisie et le cancer?

Les grandes causes de la cécité sont l'hérédité constitutionnelle (mariages consanguins, mariages entre aveugles); la scrofule, le lymphatisme exagéré, la syphilis congénitale, dont les effets se traduisent, le plus souvent, sur la cornée, par d'interminables kératites, qui opacifient cette transparente membrane. Les maladies infectieuses et les fièvres graves de l'enfance (rougeole, fièvre typhoïde) se compliquent aussi de graves lésions oculaires. Plus tard l'albuminurie, le diabète, la goutte, l'alcoolisme, etc., suscitent des amblyopies graves qui, lorsqu'on n'en dépiste point les causes, sont susceptibles d'entraîner la perte de la fonction visuelle.

Mais c'est assurément l'ophtalmie purulente des nouveau-nés qui entraîne le plus de cas de cécité. C'est aussi la maladie oculaire dans laquelle des soins intelligents, rapidement prodigués, présentent l'efficacité curative la plus assurée. L'hygiène se borne, ici, à supplier les mères de courir au médecin dès qu'elles constatent la moindre irritation des yeux chez leurs bébés: car le mal fait, à cet âge si tendre, des pas de géant, et les soins ne sauraient jamais être trop hâtifs, trop énergiques...

Il est certain que les lavages antiseptiques puerpéraux, le nettoyage des yeux des nouveau-nés avec l'eau boriquée ou phéniquée, (ou, mieux encore, avec la solution de sublimé au trois-millième) restreindront, dans l'avenir, la fréquence et la gravité des ophtalmies infectieuses, du moins dans les classes élevées et moyennes de la société. Mais que d'efforts demeurent à faire, pour la diffusion universelle des simples notions relatives à la propreté; pour la surveillance des logements peu salubres; pour l'inspection infantile; pour la répression du *mal de misère* (ce puissant antagoniste de la science sanitaire) et pour l'éducation véritablement hygiénique des populations!

XXXIIe CAUSERIE

L'HYGIÈNE DE L'OREILLE

Il faut insister le plus possible (lorsque l'on poursuit la vulgarisation des choses de l'hygiène) sur la question des maladies évitables, que les progrès scientifiques nous indiquent comme très nombreuses.

Les maladies de l'oreille appartiennent surtout à cette importante catégorie : l'hygiène bien entendue peut tout pour les prévenir et pour les guérir.

Les parents doivent bien se garder de laisser *couler* les oreilles de leurs enfants : sous prétexte de préserver le cerveau, on laisse, en respectant ces suppurations, évoluer les lésions inflammatoires les plus graves, et l'on fait le lit à la surdité incurable. Ils sauront que toute oreille est mauvaise, qui perçoit le tic-tac d'une montre à une distance de 50 centimètres seulement, la limite normale étant 1 m. 50 à 2 mètres. Combien d'enfants, dans les écoles, passent pour inintelligents ou paresseux, alors qu'ils ne sont (ainsi que nous les avons définis ailleurs) autre chose que des *cancres d'origine auditive*!

Le froid et la malpropreté engendrent souvent des otites externes : alors, le conduit auditif est le siège de cuissons, de douleurs, de démangeaisons, puis d'écoulements : les oreilles bourdonnent, le tympan s'épaissit ou se perfore, et l'inflammation gagne, parfois, les méninges. Il faut se garder du coton dans les oreilles, lorsqu'elles sont saines : car cette pratique prédispose aux irritations du conduit auditif. Contre ces irritations, on fera des lotions ou injections boriquées douces et l'on prescrira le traitement général du lymphatisme ou de l'herpétisme.

Les corps étrangers des oreilles, très fréquents dans l'enfance, traduisent leur présence par la dureté de l'ouïe, la suppuration, les vertiges, les bourdonnements, le tic de la face, parfois par une toux quinteuse et une salivation exagérée. Il faut éviter toute tentative d'extraction directe; verser de l'huile d'amandes douces dans le conduit, puis, pencher la tête du côté atteint, en frappant derrière l'oreille quelques coups avec la paume de la main. Si l'objet est dur et n'est point susceptible de gonfler sous l'action de l'eau, on pratiquera, à l'aide d'une grosse seringue, de fortes injections d'eau tiède. S'il s'agit d'un insecte vivant, on le tuera préalablement, en remplissant le méat auditif de glycérine bien pure. Les bouchons de *cérumen*, causes très communes de surdités diverses, se ramollissent par la glycérine boratée et sont, ensuite, désagrégés et ramenés au dehors par d'abondantes injections d'eau tiède.

Les végétations adénoïdes nasopharyngiennes sont fréquentes chez les sujets lymphatiques. Elles s'accompagnent de pâleur, d'air hébété, de nasonnement et de rhume de cerveau continuel : la respiration par le nez se fait très difficilement, les dents sont serrées et même repoussées hors de leur rang ; l'oreille s'enflamme, par l'intermédiaire de la trompe d'Eustache. Il en est ainsi dans la plupart des affections chroniques du nez et du pharynx ; que de surdités guéries par le moyen de simples gargarismes ou du lavage des fosses nasales avec le siphon de Weber ! La plupart des otites moyennes succèdent à l'angine ou au coryza. C'est pourquoi elles compliquent, assez souvent, la rougeole, la grippe et la fièvre typhoïde.

Un certain nombre de maladies générales retentissent sur l'organe de l'audition : la scrofule et les tubercules entraînent surtout des lésions osseuses ; le rhumatisme produit de violentes douleurs névralgiques ; la syphilis cause surtout l'épaississement du tympan et l'endurcissement général de l'organe ou *sclérose*. Il est bien évident que, dans ces cas, le traitement général prime celui de la lésion.

Les suppurations de l'oreille se guérissent en balayant, par de grandes injections tièdes, le pus formé, et en modifiant, ensuite, par un pansement antiseptique, les surfaces malades. Les douleurs d'oreilles se soignent par les solutions narcotiques, les mouches de Milan, etc...; lorsqu'il s'agit d'un furoncle du conduit, l'incision est nécessaire. Contre les bourdonnements, on frictionne, deux fois par jour, derrière l'oreille, avec une cuillerée à café de : baume Fioravanti et alcoolat de lavande, 40 grammes, éther sulfurique, vingt gouttes, sur un morceau de flanelle.

Tels sont les principaux préceptes que l'hygiène conseille pour conserver l'intégrité de ce sens, vital et social par excellence, dont la perte est une véritable mort prématurée. Les mères de famille doivent surtout les méditer et ne point craindre de soumettre, fréquemment, sous le rapport de l'audition, leurs enfants à une observation médicale sérieuse, surtout à la suite des indispositions qui assaillent si communément le jeune âge. Tout ajournement de traitement contient uue menace de surdité. Il est si facile de fausser les rouages d'une fonction dont l'organe est aussi délicat qu'il est compliqué!

Agissons donc, de bonne heure et rationnellement, avant qu'ait sonné l'heure des tristesses pour l'infortuné déshérité de l'audition... Méfions-nous surtout des immoralités commerciales des guérisseurs de surdités et de leurs charlatanesques réclames; méfions-nous-en au moins autant que de l'expectation et de la médecine des bonnes femmes... L'otologie est l'une des branches scientifiques les plus avancées, aujourd'hui ; elle accomplit, on peut le dire, de véritables miracles curatifs. Mais il est nécessaire d'agir vite et de ne point attendre, pour se soigner, l'évolution de délabrements peu remédiables.

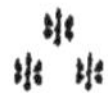

C'est principalement durant la période scolaire, que l'hygiène et la médecine sont toutes-puissantes pour l'amélioration et la sauvegarde de la fonction auditive.

Fr. Bezold (de Munich) a pratiqué, sur 1.918 enfants, un examen d'épreuve, sévèrement contrôlé, pour l'audition. Il a trouvé environ 26 p. 100 des sujets examinés, plus ou moins durs d'oreilles, c'est-à-dire n'entendant qu'à 8 mèt. et au-dessous. Parmi ces enfants infirmes, près de la moitié pouvaient espérer une guérison plus ou moins complète, à la suite d'un traitement approprié. Le médecin bavarois attire principalement l'attention des parents sur les écoulements d'oreilles, et exclut provisoirement de l'école les enfants qui en sont porteurs. Enfin, à l'aide de la moyenne des places obtenues par les élèves, Bezold nous donne la preuve *mathématique* de l'influence de l'audition imparfaite sur l'affaiblissement de l'évolution intellectuelle. Cette preuve a été également fournie, on va le voir, par un médecin français.

A Paris, l'examen de l'audition dans les écoles de la Ville a été confié à un spécialiste, savant autant qu'il est modeste, M. le docteur Gellé. Après avoir attiré l'attention sur l'importance prépondérante de la leçon orale sur la direction de l'écolier, il a énuméré les conditions requises pour l'acoustique des classes. Les classes doivent contenir trente élèves, avoir 8 à |9 mètres de côté, des parois sourdes (les boiseries et planchers en sapin sont trop sonores); enfin, être abritées contre les bruits de la rue. Point de voûtes sonores, ni de plafonds à compartiments, dont les arêtes réfléchissent de fâcheuses résonnances. Les escaliers seront sourds, et éloignés des classes; enfin, la leçon devra se faire en classe seulement, et jamais dans les préaux. Au milieu d'un silence absolu, le maître lancera sa voix grave, lente, bien timbrée; il ne *dictera* jamais en se promenant, comme il le faisait assez volontiers jusqu'ici.

22 o/o de nos écoliers parisiens sont durs d'oreilles : alors ils bénéficient mal des leçons, et deviennent rapidement inférieurs à leurs camarades. Le docteur Gellé en donne la démonstration évidente, en prenant les derniers bancs de chaque classe, « où logent les rebuts, les non-valeurs, les incapables, les pauvres enfants toujours punis et grondés, toujours mal notés. » Il explore attentivement l'audi-

tion des écoliers de cette catégorie, etc. ; et il trouve que les trois quarts sont plus ou moins sourds : inversement, les quinze premiers élèves de chaque classe ont, neuf fois sur dix, le sens de l'ouïe irréprochable.

Comme conclusion, l'hygiéniste réclame, chaque année, une dictée-épreuve pour les élèves douteux, les distraits, les derniers des classes. Après la correction de cette dictée (où se reconnaissent aisément les *fautes d'inaudition*), les sourds seront placés au pied de la chaire ; le médecin scolaire les examinera au point de vue de la lésion en cause, et il préviendra les parents de la nécessité d'un traitement sérieux. Chacun sait qu'il est peu de sourds-muets de naissance. En soignant les sourds à l'école, on évitera de peupler les asiles consacrés à la surdimutité, qui grèvent le budget, si limité déjà, de la bienfaisance publique !

XXXIIIe CAUSERIE

L'HYGIÈNE BUCCALE

C'est aussi pendant la période scolaire que l'on doit exiger des enfants les soins les plus minutieux de l'appareil buccal. Dès la première enfance, il faut les habituer déjà à ces indispensables manœuvres de la brosse à dents et des lavages buccaux. Dans le jeune âge, la propreté des dents, les lavages de la bouche avec l'eau et la brosse, la surveillance minutieuse des anomalies dentaires et des caries, sont d'une importance capitale. On interdira dans les écoles l'usage des sucreries, des boissons et des fruits acides. On veillera surtout, vers l'âge de six ans, à l'éruption régulière des premières dents permanentes.

Jusqu'à l'âge de douze ans, il importe (comme nous l'avons souvent recommandé) de surveiller très attentivement l'évolution dentaire, afin de remédier aux anomalies, aux déviations, aux irrégularités fréquentes de cette fonction. On empêchera, ainsi, les accidents inflammatoires locaux ou généraux, et les complications nerveuses qui en sont le résultat fréquent. A douze ans, enfin, apparaissent quatre molaires nouvelles; l'appareil dentaire aura terminé son évolution, jusqu'à l'éruption des dents de sagesse.

Il faut proscrire absolument toute extraction prématurée des dents de lait, faite dans l'idée de hâter la sortie de la dent suivante. Ce n'est que dans le cas où la dent de lait gêne évidemment l'éruption de la dent permanente, qu'il faut, naturellement, sacrifier la dent temporaire. Enfin, toutes anomalies ou déviations, ainsi que les accidents locaux, caries, abcès, etc, seront attentivement surveillés et soumis au traitement approprié du spécialiste.

Le docteur Beard, l'auteur du livre fameux : *On nervous exhaustion* (New-York, 1880) affirme que la carie rapide des dents est une résultante de la civilisation et un produit fréquent de l'épuisement nerveux des générations contemporaines : pour lui, le succès des dentistes est un baromètre social, et si les praticiens américains sont les meilleurs du monde, c'est que les dents américaines sont les plus mauvaises de toutes.

Question ethnique mise à part, l'hygiène n'en a pas moins une part prépondérante dans la conservation intégrale de l'appareil dentaire (1).

Un grand nombre de stomatites s'observent chez les sujets affectés de troubles gastro-intestinaux. La bouche est, on le sait, une région fort sensible chez certaines catégories de malades : les goutteux, les diabétiques, les albuminuriques, les affligés de syphilis constitutionnelle sont de ce nombre. Chez ces prédisposés, il suffit d'une boisson chaude, épicée ou acide, d'une pièce prothétique mal faite, ou encore de l'action, un peu prolongée, de la fumée de tabac, pour déterminer, sur la muqueuse de la bouche (lèvres, langue, joues, gencives), des éruptions pointillées ou vernissées, entrecou-

---

1. Pour détails sur cette question, voir mon *Hygiène de la Beauté*.

pées d'érosions et de plaques blanchâtres. La répétition de ces éruptions, qu'on a parfois désignées sous le nom de *psoriasis buccal* (désignation des plus impropres, soit dit en passant), peut entraîner des dégénérescences cancéreuses de la langue et des parois buccales.

La stomatite *ulcéro-membraneuse*, si fréquente, autrefois surtout, dans les casernes, les prisons, les hôpitaux, qu'on en a pu faire longtemps, une maladie épidémique, est, aujourd'hui, envisagée comme un processus inflammatoire dû à l'évolution vicieuse et à la carie prématurée de la dent de sagesse. Il est certain, en effet, que ces accidents, si graves, sont presque toujours arrêtés par les incisions des gencives et l'extraction de la dent ou des dents, causes occasionnelles de tout le mal.

Nous disons *causes occasionnelles* : car la cause principale réside assurément dans la physiologie buccale elle-même. La bouche est le vestibule de tous les miasmes contagieux récélés dans l'atmosphère ou dans les aliments : sa thermalité favorable, son humidité salivaire constante, ses anfractuosités nombreuses, la désignent comme le milieu de culture le plus efficace des germes infectieux. Il est même démontré aujourd'hui, par les travaux de Miller et de Gallippe, que la carie dentaire est une affection d'origine microbienne. Cette théorie nous explique pourquoi les caries dentaires sont si fréquentes lorsque la nutrition est profondément perturbée, par exemple dans la grossesse, dans les fièvres graves, dans les maladies profondes du sang et du système nerveux. Il suffit que l'action chimique d'une salive acide ou bien qu'un choc quelconque aient déterminé, dans l'émail dentaire, la plus légère fissure, pour que les micro-organismes pénètrent dans les molécules de l'ivoire dentaire et mortifient sa portion organique.

Si le tube digestif a pu être dénommé *le paradis des microbes*, la cavité buccale peut, à bon droit, en être considérée comme le purgatoire : elle est, tout à la fois pour ces infiniment petits un excellent milieu de culture et une excellente étuve à incubation (Vallin)

Depuis plus de deux cents ans que l'illustre père de la micrographie, Leeuvenhoeck (1683), décrivit ce qu'il appelait les *animalcules du tartre dentaire*, on a rencontré dans la bouche un très grand nombre de petits organismes. Les uns sont d'ordre banal et vulgaire ; on les trouve partout dans l'atmosphère, ce sont : le *bacillus subtilis*, le *bacterium termo*, le bacille de la pomme de terre, l'*amylôbacter*, le vibrion *regula* et surtout le *leptothrix*, qui est le plus fréquent, et sur lequel le regretté Robin a écrit un célèbre mémoire. La plupart de ces microbes paraissent avoir surtout une action utile sur la digestion salivaire, et donner, par conséquent, naissance à diverses fermentations buccales. D'autres espèces se rencontrent, qui sont plutôt douées d'une influence sur le développement de certaines maladies, ce sont : le micrococque de la fluxion de poitrine ou *pneumococque* et les microbes de la suppuration (qui répondent aux noms harmonieux de *streptococcus pyogenes* et de *staphylococcus aureus*). Enfin, le fameux bacille de la tuberculose (qui a tant fait noircir d'encre en ces temps derniers) le bacille de Koch, se rencontre assez souvent aussi dans la cavité buccale.

Un certain nombre de maladies de la bouche sont (assurément ou probablement) d'origine parasitaire. Citons : le *muguet*, dont le champignon caractéristique, *oidium albicans*, est détruit par le borax; la stomatite *aphteuse*, qui guérit par le salicylate de soude; la stomatite *ulcéro-membraneuse*, qui a son remède dans le chlorate de potasse; la *langue noire*, affection encore mal connue, qui se traite par les solutions de sublimé. Les amygdales sont de vrais nids à microbes, et un grand nombre d'angines, sinon toutes, sont d'essence infectieuse. Il en est de même de la carie dentaire, aux microbes de laquelle (ainsi que l'a démontré Galippe) les dents résistent d'autant plus victorieusement, qu'elles sont plus riches en matière minérale. Enfin, les dents tombent assez fréquemment, après inflammation plus ou moins marquée de la gencive, au cours de certaines maladies générales (diabète, albuminurie, goutte, ataxie, syphilis, etc). Eh bien ! cette chute en apparence spontanée, désignée successivement sous les noms de gingivite expulsive, de périostite alvéolo-dentaire, etc., n'est pas autre chose qu'une *arthrite dentaire* de nature microbienne et infectieuse : cela, du moins, résulte de récentes recherches dues à Galippe et Malassez.

Depuis longtemps, on connaît la malignité des plaies causées par les balles mâchées; la mort des animaux inoculés avec la salive d'un homme à jeun, ainsi que des moutons, châtrés par le procédé dit *à la dent*. Un médecin de marine, le docteur Gueit, rapportait aussi, dernièrement, des faits, plus curieux encore, concernant les forçats de la Nouvelle-Calédonie. Afin de se créer des cas d'exemption de leurs travaux, ils introduisent sous leur peau une écaille de tartre dentaire ou bien une épingle chargée des détritus d'une dent creuse. Ils obtiennent ainsi des abcès fort sérieux, et même des phlegmons diffus ou érysipélateux des plus graves.

La conclusion de tout ceci, c'est qu'il faut nettoyer et *antiseptiser* la cavité buccale, principalement dans les cas de carie commençante, au moment de l'éruption des dents de sagesse, et surtout chez les sujets dont l'état général n'est point parfait. Il faut, de bonne heure, habituer nos enfants à laver leur bouche ; nettoyer, matin et soir, avec la brosse, les interstices dentaires ; faire suivre enfin, chaque repas d'un lavage sérieux et de l'usage du cure-dents. Pourquoi ne laverions-nous point notre bouche aussi sérieusement et aussi fréquemment que nos mains ? Si l'on ne trouble, à chaque instant, jusqu'au fond de leurs repaires, les germes infectieux (qui fourmillent principalement dans les dépôts de tartre) on s'expose à l'ensemencement des plus graves affections.

Les soins de la bouche demandent surtout à être exagérés dans les fièvres, dans les états diathésiques anciens et enfin pendant la grossesse, qui prédispose le système dentaire à de si graves altérations, que l'on a pu écrire : « Chaque enfant coûte au moins une dent à sa mère. »

Les hygiénistes préconisaient, depuis longtemps, ces excellents préceptes : nous avons, pour notre part, contribué grandement à les développer, dans les éditions successives de notre *Hygiène de la Beauté*. Mais, par ces temps de microbisme outrancier, il est assez agréable de voir les doctrinaires de la bactériologie arriver, scientifiquement, à ces conclusions d'antisepsie minutieuse, qui ne font que dogmatiser la propreté individuelle dans toute sa rigueur.

Les substances chimiques les plus utiles à introduire dans les poudres et les élixirs dentifrices sont : l'acide phénique, l'acide borique, le thymol, le salol, la créosote, le fluosilicate de soude ; et les essences de menthe, badiane, girofle, néroli, vanille, rose, anis, lavande, romarin, etc... Il n'est plus permis, aujourd'hui d'employer, comme dentifrices, d'autres formules que les formules scientifiques ; l'agrément de ces préparations est, d'ailleurs, parfaitement compatible avec une combinaison antiseptique utile.

Voici, pour fixer les idées, deux formules, l'une de poudre et l'autre d'élixir, dont nous vous recommandons, cher lecteur, la préparation et l'usage journalier :

Poudre dentifrice (Monin).

Craie précipitée	200	grammes
Carbonate de magnésie.	60	—
Poudre de savon médicinal . . .	30	—
Poudre de racine de fraisier . .	20	—

Poudre de chlorate de potasse .   10 grammes
Saccharine . :   1   —
Carmin q. s. pour colorer à volonté.
Essence de roses . . . .   2 gouttes
   — d'anis   3   —
   — de winter-green.. . . .   1   —
   — de menthe Mitcham.. .   1   —

M. S. A. (porphyrisez.)

Elixir dentifrice (Monin).

Alcool à 90°. . . . .   300 grammes
Teinture de myrrhe. . . . . . .)
   — de benjoin. . . . . . . } ââ 25 gr.
   — d'eucalyptus . . . . .)
Essence de cochléaria. . . . . .
   — de sassafras. . . . . .
   — de cannelle. . . . . .
   — de girofle . . . . } *ââ 12 gouttes*
   — de romarin . . . . . .
   — de vanille . . . .
   — de citron. . . . . . .

Cochenille, q. s. pour colorer *ad libitum.*

M. S. A.

On a recensé, dans le milieu buccal, jusqu'à 22 microbes différents : Un grand nombre de ces organismes y demeurent longtemps, inac- tifs, à l'état latent, pour acquérir un beau jour une nocivité plus ou moins grande. Cette loi biologique est aujourd'hui prouvée.

La conclusion de ces données est qu'il importe de tenir la bouche dans un état constant de propreté exquise, dans l'état de santé comme dans l'état de maladie.

Cervantès fait dire à don Quichotte qu'une bouche sans dents est un moulin sans meule, et qu'on doit estimer davantage une dent qu'un diamant. Or, on ne conserve les dents qu'au prix de soins constants et minutieux ; car la bouche, miroir de la santé, est constamment baignée de salive : celle-ci recueille, comme à plaisir, tous les micro-organismes qui s'y donnent rendez-vous en première loge... Donc, pour conclure en parlant le jargon du jour : *Efforçons-nous de stériliser le bouillon de culture microbien !* Nous éloignerons ainsi la fétidité buccale, l'acidité salivaire et la carie qui en résulte. Et l'on pourra dire de nos dents ce que le galant roi Salomon disait à la belle reine de Saba : « Vos dents sont comme un troupeau de brebis fraîchement tondues qui sortent du bain. » (Cantique des cantiques.)

Les formules que nous venons de publier conviennent, également bien, au deux sexes et à tous les âges, et mettront obstacle à la formation et à l'accumulation du tartre dentaire, principale cause des irritations buccales. La poudre neutralisera fort bien l'acidité de la salive, très ordinaire chez les arthritiques, rhumatisants, ou goutteux. L'élixir aura raison des éléments microbiens qui peuvent se rencontrer dans la bouche et de la fétidité buccale qui en résulte; il tonifiera les gencives et empêchera ainsi l'ébranlement des dents, leur déchaussement progressif, qui précède parfois leur expulsion spontanée (arthrite alvéolo-dentaire ou maladie de Fauchard).

On le voit : l'importance des soins à donner à la bouche n'a d'égale que leur simplicité pratique. En s'en tenant aux deux formules que nous conseillons, l'hygiène est satisfaite et la prophylaxie est assurée : méfiez-vous de ces poudres acides et de ces élixirs si vantés, qui ne blanchissent les dents qu'au détriment de la solidité. Il est également nuisible d'exagérer les manœuvres de la brosse à dents, comme le font

certaines « professionnal beauties » : c'est, au
contraire, le plus sûr moyen d'arriver au déchaussement prématuré et à la précoce carie, bien loin
(comme elles le voudraient, hélas !) bien loin
d'embellir le sanctuaire de la parole et du baiser.

XXXIVᵉ CAUSERIE

L'HYGIÈNE DES TEMPÉRAMENTS

La doctrine des tempéraments a survécu et
survivra toujours à tous les systèmes médicaux,
parce qu'elle est solidement assise sur l'observation traditionnelle. A toutes les époques, la
médecine s'est efforcée de diversifier les com-
plexions humaines et d'établir les différences
constitutionnelles du *regnum humanum* : les
définitions des tempéraments constituent, en
quelque sorte, les prodromes ou les prémisses
de l'histoire naturelle de l'homme.

Le tempérament peut bien n'être point très
tranché, apparaître indécis ou mixte, changer
avec l'âge, subir l'influence, en bien ou en mal,

des modificateurs hygiéniques : ces variations elles-mêmes constituent des preuves en faveur d'un état constant et spécial de l'économie, trahissant la domination organique de l'un des grands appareils biologiques. Comparez Mirabeau et Robespierre, Napoléon et Louis XVIII, et vous voyez tout de suite les différences constitutives, les variétés réactionnelles des tempéraments, dont le diagnostic est si indispensable dans la pratique journalière! Portal eut, un jour, à soigner deux sœurs, dont l'une se plaignait de migraines, de nervosisme, de douleurs générales, et l'autre de leucorrhée, de mauvaises digestions, de règles difficiles. Examen fait du régime suivi par les deux malades, il vit que la première prenait le matin du café noir et la seconde du café au lait, bien que l'une fût robuste et nervoso-sanguine et l'autre lymphatique et un peu obèse. Le célèbre praticien les guérit toutes deux par la simple interversion de leur régime. *O muthos dêloi oti...*

Les quatre tempéraments primordiaux admis par la tradition hygiénique sont : le sanguin, le nerveux, le lymphatique et le bilieux. Les sujets sanguins ont la face colorée, le cou court, de bons muscles, l'impulsion du cœur énergique, les conceptions promptes, la mémoire heureuse, l'imagination expansive. Ils plaisent d'ordinaire, par leur vivacité passionnelle, leurs allures franches et enjouées, et cela en dépit d'une certaine inconstance d'esprit. Rare chez la femme, le tempérament sanguin prédispose aux maladies aiguës et inflammatoires, aux hémorragies : la pléthore sanguine (dont j'ai décrit, dans mon *Hygiène des riches*, les inconvénients et les dangers) peut être envisagée comme l'exagération du tempérament sanguin.

L'absence d'alcool et d'excitants, une alimentation plus végétale qu'animale (viandes blanches, boissons alcalines, absence d'excès de table) : tel est le régime le plus convenable aux sanguins. Ils éviteront l'excès du froid et de la chaleur, et surtout les vicissitudes brusques de l'atmosphère, qui les exposent aux congestions internes. Ils assureront, par des bains et des frictions, et par la continuité de l'exercice en plein air, l'activité de leur circulation périphérique. Ils seront modérés dans leurs passions. Ils éviteront les médicaments trop énergiques, la diète et les saignées locales constituant les meilleurs remèdes à toutes leurs incommodités constitutionnelles.

Le tempérament nerveux est, de tous, le plus malaisé à modifier. Il est caractérisé par un appétit capricieux, de la gastralgie et des troubles nutritifs, des douleurs nerveuses mobiles, une grande ataxie physico-mentale, une prédisposition fréquente aux refroidissements et au rhumatisme. Les nerveux ont une imagination ardente : ils se mettent difficilement au travail, mais l'accomplissent aisément, avec une finesse pénétrante. Ce tempérament est l'apanage des artistes et de ceux qui raisonnent, comme on dit, par le sentiment : ce qu'il a de plus constant, c'est sa variabilité même, et aussi son activité, trop souvent, hélas! turbulente et brouillonne. Les nerveux gardent longtemps une bonne santé, sous des apparences grêles : Louis XI, Pascal, J.-J. Rousseau, Voltaire, Robespierre représentent des types historiques (ne me faites point dire *hystériques*) de ce tempérament.

Pour mettre le nerveux à l'abri des affections qui le menacent, il faut augmenter sa masse sanguine par un régime et une médication toniques : *sanguis frenat nervos*, a dit Galien, ce qu'on peut librement traduire : « Le sang est le meilleur des antispasmodiques. » En même temps qu'il cherchera sa régénération sanguine dans un régime substantiel et dans l'air vierge des champs, le nerveux s'imposera une vie calme, exempte d'émotions et d'excès intellectuels : il mettra, suivant le mot de Daubenton, son esprit à la diète. La douche froide constitue, selon nous, le plus actif modificateur du tempérament nerveux (1), le meilleur agent d'équilibration : car c'est surtout aux névrosés que s'applique merveilleusement le mot de Galien : *Sanitas est symetria.*

Comme l'acier, le corps humain *se trempe*, disait Priessnitz, lorsqu'on l'immerge, chaud, dans l'eau froide.

Le lymphatisme, apanage ordinaire des en-

---

1. Pour détails sur l'hygiène des nerveux, lisez notre livre *Misères Nerveuses* (320 pages, Ollendorff, éditeur).

fants et des femmes, pour lesquels il est une perpétuelle imminence morbide, consiste dans la prédominance des sucs blancs dans l'économie. L'âge en efface, d'ordinaire, les exagérations. Le lymphatique a des chairs bouffies, pâles ou rosées, un cœur mou, une circulation flasque, une musculature sans énergie, une vitalité générale endormie. Sa face est souvent glabre et sa peau transpire facilement. L'*habitus* général du corps indique l'apathie et la langueur. Le caractère est froid et timide : le lymphatisme est le tempérament habituel des gens du Nord, flegmatiques et peu vibrants, prédisposés à la scrofule, aux catarrhes, au rhumatisme aigu, à la phtisie pulmonaire.

Il faut au lymphatique l'exercice actif au soleil et à la mer; un régime tonique, composé surtout de viandes rouges, peu de pain, bon vin, végétaux âcres, amers, aromatiques et stimulants, comme les crucifères, le cresson, les chicorées, etc. Les mollusques, les poissons de mer, les œufs, l'huile de foie de morue, les aliments salés et les condiments conviennent aussi parfaitement à leur tempérament. On proscrira de la table de ces atoniques les mets féculents, tels que le riz, le gruau, les haricots, les pommes de terre. J'ai l'habitude de leur conseiller l'usage habituel du pain bis grillé, le café à chaque repas, la restriction des boissons et du sommeil. Il faut surtout vaincre, chez les lymphatiques, l'inertie habituelle, mère des engorgements conjonctifs. Lorsque l'appétit d'un enfant ou d'une femme lymphatiques est peu développé, je leur prescris, comme boisson, une bière très houblonnée ; si, au contraire, l'appétit est excessif, j'ordonne le bordeaux coupé de moitié infusion de thé froid.

Lorsque le tempérament lymphatique est contenu dans de justes limites, c'est assurément celui qui s'accorde le mieux avec l'équilibre de la santé. C'est, d'ailleurs, le plus répandu dans notre bourgeoisie française, dont la virtuosité morale répond si étroitement à la constitution physique. Car il est des vertus de tempérament (1).

---

1. Voir *L'Hygiène des Riches*, par le docteur E. Monin. (Doin, édit., 1891.)

C'est par l'étude attentive des tempéraments que l'on se rend surtout bien compte de la somme de vérité contenue dans le célèbre axiome de Brown : « *Medicina est additio et substractio* » : additionner, soustraire, équilibrer : tel est constamment le but, tel est l'ouvrage, de l'hygiéniste et du thérapeute. C'est par une saine hygiène des tempéraments que nous pouvons seulement arriver à l'éradication des diathèses. Nous pensons, en effet, avec Pidoux, que l'on peut convertir ainsi ces dispositions organiques, compatibles encore avec la santé, « qui ne sont que la fleur des maladies chroniques, dont les fruits, mûris par le temps, se développeront dans l'âge adulte et empoisonneront l'âge de retour. »

Le bilieux a la peau jaune ou brune et les cheveux noirs ; il est très sobre ; il supporte mal l'alcool, les corps gras, les excitants ; sa musculature est souvent athlétique ; ses propensions sexuelles *(tempérament génital)* souvent très marquées. Le tempérament bilieux est celui des Méridionaux. C'est lui qui prédispose le plus aux complications morbides, et notamment aux affections du tube digestif et des annexes, à cause de la prédominance du foie et de l'appareil biliaire. L'énergie de la volonté, les tendances mélancoliques, le caractère difficile et grincheux caractérisent fréquemment les sujets bilieux, sujets au prurigo, à la dyspepsie, à des constipations opiniâtres. On a dit que c'était parmi les bilieux que se recrutaient les ambitieux, les grands criminels et les génies de la guerre : Alexandre, César, Brutus, Cromwell, Pierre le Grand, Bonaparte, sont, en effet, des types avérés de ce tempérament.

La sobriété et le végétarianisme, l'usage du laitage et de l'eau pure, les bains alcalins, les grands lavements et les frictions énergiques doivent être particulièrement recommandés, lorsqu'on voudra rabaisser les prétentions dominatrices de la glande hépatique, justement définie par un physiologiste « le balancier de l'horloge humaine ».

*
* *

Nous allons terminer ces causeries par l'étude succincte de quelques maladies générales. Car (ainsi que l'a proclamé Broussais) « l'homme n'est connu qu'à moitié, s'il n'est observé que dans l'état sain, et l'état de maladie fait aussi bien partie de son existence morale que de son existence physique. » Au surplus, la plupart des maladies générales et des diathèses ne sont guère autre chose que des tempéraments morbides.

XXXVe CAUSERIE

L'ANÉMIE

Vieille comme la médecine, la question de l'anémie, ou mieux des anémies, a été rajeunie récemment et éclairée d'un jour nouveau par les théories de Germain Sée. Les idées de cet éminent maître sont unanimement considérées comme pouvant servir de trait d'union entre la médecine traditionnelle ou hippocratique et la science médicale définitive, édifiée par les recherches chimiques et microscopiques contemporaines.

Les anémies vraies proviennent soit d'une diminution en bloc de tous les éléments du sang, comme cela a lieu dans les hémorragies, par exemple ; soit d'une diminution dans la quantité ou dans la qualité des globules rouges, éléments anatomiques les plus importants de notre *chair coulante*. A côté des anémies vraies, il existe de *fausses anémies*, que l'on doit répartir en trois groupes distincts. Ce sont, d'abord, les *inanitiés*, c'est-à-dire les sujets qui mangent peu ou qui mangent mal, ceux qui souffrent d'une affection des voies digestives ; et ceux, plus nombreux encore (à Paris, du moins), qui vivent dans l'air confiné, et sont privés de cette atmosphère vivifiante, que les anciens qualifiaient si justement de *pabulum vitæ*. Ce sont, ensuite, les *épuisés*, que l'épuisement ait une origine musculaire, nerveuse ou sécrétoire, peu importe. Enfin, ce sont les *intoxiqués* par des poisons (plomb, mercure, etc.), des miasmes (fièvres intermittentes), ou des virus (phtisie, syphilis).

Pour ne pas devenir anémique, l'homme a besoin d'une nourriture suffisante au point de

vue de la quantité, d'abord, et ensuite au point
de vue de la qualité, c'est-à-dire de la teneur en
azote.et en carbone. Il faut que la viande, les
graisses, les fécules, l'eau et le sel se trouvent,
constamment, dans les proportions physiologiques que réclame la ration normale d'entretien. D'après le professeur Sée, la faim, chez
un sujet soumis à l'inanition absolue, atteindrait son *maximum* au deuxième jour; et la
boisson seule permettrait de prolonger, jusqu'au 70ᵉ jour, la vie des affamés. Ces faits ont
été prouvés, du reste, dernièrement, par les
fameuses expériences des jeûneurs Succi et
Merlatti.

Les sujets soumis à l'inanition éprouvent,
comme symptômes, la débilitation musculaire,
l'amaigrissement, la diminution des sécrétions
et de l'oxygène absorbé, les troubles nerveux,
l'arrêt final du cœur, et (chose étonnante)
l'accroissement des glandes génitales, prouvée
par certaines expériences faites sur des sau-
mons du Rhin.

Les inanitiés d'air deviennent anémiques,
parce que le conflit entre l'oxygène et les glo-

bules rouges du sang est, chez eux, insuffisant,
et que le sang se trouve empoisonné par l'acide
carbonique et les produits toxiques de l'air confiné. Il faut à un adulte environ 240 mètres
cubes d'air par jour : on s'explique donc facilement, d'après le métrage exigu des pièces et la
ventilation insuffisante de nos logements, l'extrême fréquence de l'anémie dans les villes, de
la *malaria urbana*. La taxe des portes et fenêtres est un impôt immoral et antidémocratique
sur l'air et la lumière, et devrait être, sans
retard, bannie de notre pseudo-civilisation !

L'anémie frappe également sur les *fatigués
musculaires*, sur les individus qui poussent
l'exercice au delà de ses limites physiologiques,
sur les énervés de la vie, à la suite d'excès
cérébraux, de chagrins, de débauches, etc. ; sur
les albuminuriques, les diarrhéiques, les nourrices, etc. ; à la suite de déperditions sécrétoires
trop accentuées. Elle envahit les cuisinières,
empoisonnées par l'oxyde de carbone de leurs
fourneaux ; les employés de magasins, dont
l'air impur est saturé de gaz d'éclairage ; les
mineurs, qui vivent dans des galeries mal ven-

tilées; les ouvriers qui manient l'aniline, les sels de plomb, le mercure, l'arsenic, etc.

Enfin, les phtisiques, les scrofuleux, les cancéreux, les paludéens, les rhumatisants, etc., constituent un groupe très important de faux anémiques, qu'il faut bien se garder d'oublier, parce que ces malades recèlent, à chaque instant, en eux-mêmes, les plus redoutables erreurs de diagnostic, l'anémie recouvrant de son masque les autres lésions qui lui servent de support. Toutes ces fausses anémies (il faut bien aussi le noter) résistent aux préparations ferrugineuses, qui leur sont plutôt nuisibles. Il n'y a que les anémies vraies qui soient justiciables du fer; et, en fait d'anémies vraies, il n'y a, en réalité, que celles qui ont une origine hémorragique, la chlorose et les anémies dites spontanées. La chlorose, asthénie générale, *febris amatoria* des anciens, domine la pathologie virginale et même la pathologie féminine tout entière. La chlorose est un mal de croissance : elle se développe, le plus ordinairement, chez les jeunes filles, à l'époque de la formation et se trouve, constamment, améliorée par le fer rationnellement administré, véritable panacée des *pâles couleurs* ou cachexie des vierges. Sous l'influence du traitement ferrugineux, on voit bientôt la peau et les muqueuses se recolorer, et les phénomènes nerveux se calmer, ainsi que les palpitations, la folie du cœur, la toux nerveuse, la tendance à la syncope, les troubles gastriques, et tous ces symptômes, si variés, qui accompagnent la faiblesse du sang comme l'ombre accompagne le corps.

Au traitement ferrugineux, il faut ajouter les toniques et l'hygiène générale : un air sec, vif, ensoleillé; une alimentation reconstituante et réparatrice variée, consistant en viandes, poissons et légumes, vin généreux, huile de foie de morue pendant l'hiver. Au sujet des viandes, nous recommandons plutôt les ragoûts et les fricassées que les viandes grillées et rôties, ordinairement plus propres à faire lever le cœur qu'à réveiller l'appétit des anémiques. On soumettra la jeune fille à l'hydrothérapie, aux frictions, au massage, aux bains sulfureux. On lui prescrira l'exercice, la danse, la natation. On lui évitera le théâtre, les soirées, les lectures lascives. On augmentera artificiellement l'appétit par les amers et l'arsenic; on combattra par la rhubarbe les troubles digestifs et la constipation. On se rappellera, enfin, que la chlorose est une maladie rebelle et sujette à récidives, et l'on continuera longtemps les préparations martiales, en vertu de l'adage thérapeutique : « *Morbis chronicis chronica remedia.* »

J'insisterai surtout pour l'air pur, ce roi des médicaments anti-anémiques, et je protesterai, une fois encore, comme dans tous mes livres, contre ces maisons malsaines, ces logements dénués d'air et de lumières, ces comptoirs de boutiquiers où, selon Munaret, « le meilleur mari du monde emprisonne (et *empoisonne*) sa femme, six jours de la semaine! » Aux anémiques, il faut l'air champêtre, l'air vierge, le regard d'amour du soleil, dont le refocillant pouvoir répare, en quelque sorte, la force d'érection vitale, dans un mal évidemment dominé par l'*oppressio virium*, génératrice de tous les maux.

La lésion anatomique de l'anémie réside dans le globule sanguin, au sujet duquel on peut transcrire, ici, l'ingénieuse parabole de Malassez : « Le globule est notre monnaie nutritive, dont l'ensemble constitue un capital. Mais il ne suffit pas de compter les pièces de ce trésor et de les totaliser d'après leur diamètre, sans tenir compte de la valeur de chaque pièce. Il faut connaître aussi leur titre, pour en déterminer la valeur totale. » Autrement dit, le globule sanguin est atteint, chez les anémiques, non seulement dans sa quantité, mais encore dans sa qualité, c'est-à-dire dans sa teneur en *hémoglobine*, pour parler chimiquement, cher lecteur.

XXXVIe CAUSERIE

UN TYPE D'HÉMORRAGIE : LE SAIGNEMENT DE NEZ

Le saignement de nez ou *épistaxis* est l'hémorragie la plus fréquente, à cause de la structure anatomique particulière de la muqueuse qui tapisse les fosses nasales. Le mécanisme en est, d'ailleurs, extrêmement varié. Parfois, il s'agit de contusion et de rupture vasculaire : les coups, les chutes sur le nez, les ulcérations de diverses natures (polypes, etc.), l'altération morbide des parois des vaisseaux et de la composition du sang (athérôme, scorbut), l'augmentation de la pression sanguine ; — tel est à peu près le cadre dans lequel peuvent se rassembler la plupart des espèces de saignements de nez. La fluxion sanguine est, toutefois, le plus ordinairement, causée par la pléthore, les températures extrêmes, l'insolation, les excès alimentaires ou de boissons, le coryza très aigu. Les engorgements viscéraux, les affections du cœur, et surtout du foie, amènent également des congestions veineuses *passives*, susceptibles d'entraîner l'épistaxis. L'adynamie des maladies graves (fièvre typhoïde, cancer, urémie, etc.), agit surtout, dans ce sens, par les altérations chimiques survenues dans la constitution intime du liquide sanguin.

Lorsque le saignement de nez survient, chez un enfant, à la suite d'une quinte de toux, c'est, habituellement, un signe de coqueluche. L'épistaxis souvent renouvelée, peu abondante et mêlée de muco-pus, indique un polype ou un ulcère des fosses nasales. Lorsque le saignement de nez se renouvelle, accompagné de malaises, d'étourdissements, d'insomnie, d'hébétude, et d'un peu de diarrhée, chez un jeune sujet, on a le présage, à peu près certain, d'une fièvre typhoïde. Chez un adulte ou un vieillard bien portants, l'épistaxis, escortée de maux de tête, de rougeur faciale, de lourdeurs et de pulsations fortes, constitue un bon symptôme de congestion ou d'hémorragie cérébrale probables.

La muqueuse nasale étant (comme nous l'avons déjà dit) éminemment apte à se congestionner, et ses vaisseaux naturellement disposés pour des ruptures faciles, on conçoit la fréquence des épistaxis *vicariantes*, c'est-à-dire *supplémentaires* des règles, des hémorroïdes ou encore des affections cutanées anciennes : l'hémorragie nasale remplace, alors, une hémorragie ou un flux habituels, qui se sont supprimés. C'est une nécessité, pour le médecin, de savoir dépister cette variété, assez fréquente, d'épistaxis, dans laquelle *la meilleure médication consiste à ne rien prescrire :* car, ici, les pertes de sang sont dues à un bienfaisant effort de la nature.

L'adolescence et la puberté sont, incontestablement, prédisposées aux épistaxis spontanées, surtout au moment du printemps : le docteur Joal rapporte cette fréquence à l'excitation de l'appareil sexuel, si commune à cette époque de la vie. Il est évident (et nous n'insisterons pas sur ce point délicat), il est évident qu'il existe, au point de vue physiologique, des rapports intimes entre le nez et l'appareil reproducteur, une véritable *sympathie* de turgescence et d'érectilité. Il est bon d'en être prévenu, si l'on ne veut pas égarer, en pure perte, son diagnostic et son traitement (1).

Tout saignement de nez abondant, soit par sa longue durée, soit par sa fréquente répétition, demande à être traité énergiquement. Une épistaxis grave se reconnaît à la pâleur de la face, aux sueurs froides, aux frissons, au refroidissement des extrémités : le sujet se plaint de violentes douleurs de tête, de sifflements

---

1. Pour détails, voyez notre *Hygiène des Sexes*.

dans les oreilles; il manifeste des tendances marquées à l'évanouissement et à la syncope.

Le sang ne sort pas toujours par les narines; il se peut que, s'écoulant par l'orifice postérieur des fosses nasales, il tombe dans la gorge et arrive même, par déglutition, dans l'estomac. Ces conditions se manifestent surtout lorsque le malade est couché sur le dos. Pour bien constater, alors, qu'il ne s'agit point de crachement ou de vomissement de sang, il suffira de faire incliner, fortement, la tête en avant, et le sang s'échappera bientôt, en plus ou moins grande quantité, par les narines.

Comment traiter le saignement de nez? Chez les vieillards et chez les sujets pléthoriques, il faut, à moins de pertes excessives, respecter le flux sanguin. S'il se prolonge au delà de certaines limites, on conduira le malade en un lieu frais; on desserrera ses vêtements, on lui bassinera les tempes et le front avec de l'eau aussi froide que possible. Il lui sera interdit de se moucher; on lui conseillera d'aspirer un peu d'eau vinaigrée, etc.

Tout le monde peut arrêter une épistaxis,

même violente, en conseillant les petits moyens suivants : station debout, élévation du bras correspondant à la narine saignante, application, dans le dos et sur la poitrine, d'eau froide ou d'un objet froid ; ligatures des quatre membres au-dessus des coudes et des genoux. Ces petits moyens, ainsi que les précédents, peuvent être employés simultanément ou à tour de rôle.

Il faut toujours rechercher la cause du saignement de nez et tâcher de la combattre, si faire se peut. C'est ainsi que le sulfate de quinine arrête les hémorragies liées au paludisme. Celles qui résultent d'une affection du foie (et même du cœur et des reins) cessent par l'application de grandes ventouses sur l'hypocondre droit : tous les praticiens ont pu constater, comme nous, l'étrange efficacité de cette méthode curative, recommandée déjà par Galien.

La vulnérabilité spéciale de la muqueuse nasale implique l'existence de points saignants, bien limités, que le médecin doit toujours s'efforcer de reconnaître, soit pour les comprimer, soit pour y appliquer, directement, des substances coagulantes. Cette méthode, toute de douceur,

est bien préférable à l'ancien tamponnement,
douloureux et barbare, rarement nécessaire, souvent impuissant et dangereux. Une petite bou-
lette de charpie ou un morceau effilé d'amadou,
imbibés de perchlorure de fer dilué ou d'une
solution d'alun, arrêtent ordinairement l'écoule-
ment sanguin : on devra, ensuite, bourrer la narine avec des tampons de ouate iodoformée, que
l'on laissera en place dix à douze heures. On
peut aussi se servir, pour l'hémostase, de petites
boulettes d'ouate hydrophile imbibées d'une
solution concentrée d'antipyrine.

Il ne faut jamais négliger le traitement
interne d'une épistaxis qui a de la tendance à se
répéter. Outre les indications causales particulières, qui varient d'après l'origine, extrêmement variable, de cet accident, on se trouvera
ordinairement bien de prescrire, trois fois par
jour, sept gouttes de perchlorure de fer liquide
à 30°, dans un quart de verre d'eau *non sucrée*,
ou bien six à huit dragées d'ergotine dans les
vingt-quatre heures.

Enfin, lorsque des spoliations sanguines intenses font supputer au médecin l'éventualité,

toujours redoutable, de la syncope, ou bien une anémie cérébrale ou pernicieuse, il ne faudra jamais hésiter à préconiser la transfusion du sang. Lorsque cette dernière sera inapplicable, on la remplacera par la solution, dite physiologique, d'eau salée (à 0,73 p. 100 de chlorure de sodium) introduite en injections intra-veineuses. Ces opérations n'ont pas seulement pour effets de remédier aux dangers d'une anémie suraiguë : elles possèdent, sur les hémorragies elles-mêmes, un pouvoir, coercitif et préventif, de la plus fidèle valeur.

XXXVIIᵉ CAUSERIE

L'HYDROPISIE

On appelle ainsi l'accumulation de sérosité dans le tissu cellulaire de la peau ou dans les diverses cavités du corps. Circonscrite, l'hydropisie s'appelle *œdème*; généralisée, *anasarque*. L'hydropisie du péritoine a reçu le nom d'*ascite*, du grec *cskːs*, qui veut dire *outre*.

L'hydropisie n'est qu'un symptôme. Elle provient soit d'une augmentation mécanique de la pression du sang dans les veines (maladies du cœur ou des poumons, compressions de gros troncs veineux par le foie tuméfié, etc.); soit d'une altération chimique du sang, dont la partie séreuse transsude à travers les parois des vaisseaux. Cette dernière condition se trouve réalisée dans les anémies graves, les hémorragies abondantes, l'albuminurie, le cancer, la phtisie ancienne.

Enfin, il existe certaines hydropisies, mécaniques ou actives, qui puisent leurs sources dans une augmentation brusque et soudaine de la pression sanguine. C'est ainsi qu'on explique celles qui surviennent par suite d'un refroidissement, et notamment par l'ingestion de boissons froides, le corps étant en sueur; ou bien encore celles qui surviennent à l'occasion d'un brusque arrêt du flux menstruel. Il faut bien dire que cette variété d'hydropisie (spasmodique ou *essentielle* des anciens auteurs) est assez rare, et généralement passagère et curable.

Il est très important d'être exactement fixé sur l'origine de l'hydropisie, pour pouvoir établir un pronostic à peu près certain et un traitement rationnel efficace. C'est ainsi que, dans certains engorgements de la veine-porte, liés à une obstruction congestive du foie, on peut, par un traitement dérivatif bien appliqué, résoudre très rapidement certaines ascites.

Le pronostic et le traitement seront tout à fait changés, si l'hydropisie provient d'un appauvrissement du sang en albumine.

Les symptômes des hydropisies sont d'une grande banalité : la peau est tendue, lisse et d'un blanc mat; le doigt s'y enfonce comme dans une pâte molle; les paupières et les malléoles échappent rarement à l'anasarque, etc. Les signes de l'ascite méritent une étude un peu plus approfondie. Le malade se rend compte que son abdomen augmente de volume lorsqu'il est couché sur le dos; le ventre prend la forme de celui des batraciens; la fluctuation du liquide se perçoit aisément; de grosses veines apparaissent sous la peau. Les fonctions digestives s'accomplissent mal : le développement des gaz dans le tube digestif frappé d'atonie vient ajouter encore à la gêne et à l'angoisse respiratoire.

Les hydropisies sont sujettes, même en dehors de tout traitement, à des alternatives de disparition, jusqu'au jour où la lésion primitive qui les occasionne a disparu ou bien engendré (ce qui est, hélas ! le cas le plus fréquent) la disparition de l'hydropique...

Le traitement des hydropisies consiste à rétablir l'action du cœur, du foie ou des reins, dont les maladies sont les causes ordinaires de ce symptôme ; ensuite, à favoriser, par toutes les excrétions, la déplétion et la décharge. C'est ainsi que l'on poussera au bon fonctionnement de la peau et à la résorption des œdèmes, par des frictions et massages doucement excitants. On excitera la fluxion intestinale par des purgations répétées. On agira sur la sécrétion urinaire au moyen des diurétiques, et particulièrement de ceux qui agissent sur le cœur, comme la digitale et la scille.

Il va sans dire que l'irritation aiguë du rein contre-indique l'administration de ces derniers agents. Il faut alors les remplacer par les sudorifiques, moins actifs, mais aussi moins dangereux. On donnera, par exemple, le soir, 50 centigrammes de poudre de Dower dans une infusion de jaborandi. Le lait est, vous le savez, chers lecteurs, le seul diurétique qui convienne à l'albuminurie (1).

Lorsque l'hydropisie est liée à une décomposition du sang par le miasme palustre, il faut administrer les toniques usités en pareil cas : le quinquina et la quinine, l'iodure de fer, l'acide arsénieux. On agira, directement, sur le foie et sur la rate engorgée, par le moyen de vésicatoires volants ou de pointes de feu répétées.

Lorsqu'on a lieu de diagnostiquer une cirrhose du foie, on fait pratiquer de longues et fréquentes frictions sur l'organe avec une pommade à l'iodure de potassium. On interdit sévèrement au malade toute boisson alcoolique : c'est le *lait ou la mort*, suivant la formule éner-

---

1.Voir *L'Hygiène de l'Estomac*, *L'Hygiène des Riches*, par le docteur Monin,

gique, mais vraie, du professeur Chrestien, de Montpellier. On peut, toutefois, ajouter au lait un peu de pain grillé, de viandes .blanches, de poissons d'eau douce, de fromages et de fruits frais. Une potion qui nous a fréquemment reussi, dans les hydropisies liées à un mauvais état du foie, est celle qui a été ainsi formulée par Millard : Prenez 10 grammes de baies de genièvre, que vous faites infuser dans 200 grammes d'eau. Ajoutez-y 20 grammes d'oxy-mel scillitique, 30 grammes de sirop des cinq racines, 2 grammes d'acétate de potasse et 2 grammes de nitre. Le malade boit cette composition par cuillerées, de manière à la terminer dans les vingt-quatre heures. Lorsque l'hydropisie est ancienne et liée à des altérations organiques, rebelles aux traitements les mieux ordonnés, il est difficile d'en espérer la résorption par la médication interne. Alors, on a recours aux ponctions chirurgicales, qui rendent quelques services palliatifs et retardent encore le dénouement fatal, ne serait-ce que par leur action consolatrice. Car il est un axiome que méconnaît, trop souvent, la médecine con-

temporaine, qui a trop délaissé son rôle moral
pour son rôle exact : Consoler, c'est encore
guérir :

> « .... Tu, solatia præbes,
> Tu, curae requies, tu Medicina, venis ! »

XXXVIIIe CAUSERIE

POUR CEUX QUI DIGÈRENT MAL

Les affections gastriques que nous soignons
journellement, dans notre pratique, sont le catarrhe de l'estomac et l'atonie de cet organe.
Le catarrhe (gastrite des anciens) tient surtout
aux excès alimentaires, à une cuisine trop re-
cherchée, aux repas mal réglés, aux libations
alcooliques exagérées. La marche de cette maladie est des plus sournoises : mais jamais son
développement n'atteindrait un degré inquié-
tant, si le malade savait, à temps, modifier son
régime et recourir à une médication appropriée.
Cette indifférence du sujet dyspeptique tient,
en grande partie, à ce fait, que, dès que la dys-

pepsie apparaît, on voit se rompre l'équilibre entre la vie intellectuelle et la vie physique. La volonté devient malade; le pessimisme et la mélancolie crient, injustement, méfiance à la médecine, aujourd'hui, pourtant, si puissante contre toutes les variétés de souffrances du tube digestif!

L'atonie de l'estomac, fréquemment compliquée de dilatation (distension des fibres musculaires) de cet organe, est, quelquefois aussi, le résultat d'un régime trop copieux. Mais, le plus souvent, elle n'apparaît guère que chez les névropathes, arthritiques ou herpétiques, et fréquemment s'accompagne d'autres désordres du système nerveux et d'une sorte d'état paralytique de l'intestin, qui crée une constipation invincible. Le docteur Glatz a très bien décrit cette forme nerveuse : il donne pour symptômes : peu de douleurs vives; éructations même à jeûn, tendances au sommeil et bouffées de chaleur au visage après les repas; oppressions, palpitations, tempes serrées, dégoût du travail, de la lecture et même de la pensée. Les gastro-atoniques se plaignent, comme tous les

arthritiques, d'être plus fatigués en se levant
qu'en se couchant. Malgré tout, l'apparence
extérieure de ces malades est souvent bonne :
ce qui fait qu'un grand nombre de gens du
monde, et même certains médecins les traitent
volontiers de malades imaginaires !

Le catarrhe de l'estomac s'accompagne ordinairement d'un appétit irrégulier, de sensibilité
au creux épigastrique, de pesanteurs, nausées
et douleurs pendant la digestion, de renvois
acides et fétides, et d'une grande perturbation
dans l'*habitus* général de l'économie. La face
exprime la souffrance ; l'organisme s'amaigrit et
s'anémie : l'anxiété, les étourdissements et les
vertiges accompagnent chaque digestion — ou
plutôt chaque *indigestion* : car les sujets atteints
de catarrhe gastrique se paient régulièrement
une indigestion par repas...

Pour guérir ces états morbides (qui, s'ils ne
menacent pas d'emblée l'existence, la minent
insidieusement et l'empoisonnent), il faut
toujours joindre un régime, développé et ri-
goureux, à la prescription des médicaments
appropriés. Souvent, du reste, le meilleur re-

mède pharmaceutique sera de n'en point prescrire — lorsque (chose rare, il est vrai) les malades viennent à nous pour faire soigner un
estomac paresseux ou simplement victime
d'une irritation au début, résultant d'écarts de
régime. Alors, une bonne hygiène alimentaire,
et la simple restriction quantitative des mets
ingérés, suffisent pour assurer la guérison
prompte et solide.

Malheureusement, la négligence des dyspep-
siques ne tarde pas à aggraver le fardeau des
symptômes. Bientôt, le simple contact alimentaire produit de véritables sensations douloureuses : dans l'estomac, se développent des
fermentations gazeuses, rances, âcres et brû-
lantes. L'état inflammatoire de l'estomac se
trahit aussi par la vive sensibilité de cette région à la pression, et par un mouvement fébrile, plus ou moins prononcé, résultat de
l'auto-intoxication putride du malade. Un peu
plus loin, et nous touchons à l'une des affections les plus graves de l'estomac, la gastrite
ulcéreuse, chaînon ultime de ce procès pathologique qui commence souvent par la simple in-

digestion. Alors, le traitement indispensable
consistera dans le repos complet et absolu de
l'organe et dans l'alimentation par la voie rec-
tale et les lavements nutritifs. L'amélioration
et la guérison peuvent encore survenir par ce
traitement, tant l'estomac est bon enfant et
complaisant, pour qui sait se conduire avec lui
rationnellement! Dans le traitement rectal par
la méthode de Donkin, on permet au malade
de sucer simplement quelques morceaux de
glace. Quant à nous, nous prescrivons, habituellement avec succès, trois fois par jour, cinq
gouttes d'un mélange, par parties égales, de
chloroforme et de teinture d'iode, à prendre
dans un verre à liqueur d'eau phéniquée au
millième.

Dans les états gastriques inflammatoires, les
praticiens, nos prédécesseurs, aimaient à recommander le régime lacté absolu, sous prétexte
d'imposer à l'estomac le minimum de travail.
En réalité, le lait, ou plutôt son *coagulum* ca-
séeux, exige, pour être digéré, beaucoup de pep-

sine. Il vaut mieux, alors, ordonner les bouillies de céréales (avoine, orge, maïs, blé); les purées bien faites de lentilles, petits pois et pommes de terre, les jaunes d'œufs, les panades légères, les légumes verts (épinards, chicorée, endives, laitues, carottes, navets) et les compotes et marmelades, parce que ces divers aliments, presque entièrement digérés dans l'intestin, ménagent, à merveille, la susceptibilité de la muqueuse gastrique. Comme boissons, la tisane d'orge et les eaux alcalines légères nous ont rendu les plus grands services.

S'il n'y a que névrose de l'estomac, le régime a bien moins d'importance : car, alors, la digestion gastrique se fait, non sans encombre, mais finit par se faire. Ce sont les vertiges, la peur des espaces, l'insomnie nocturne avec somnolence diurne, la sensation migraineuse et l'hypocondrie, parfois intense, qu'il faut s'efforcer surtout, alors, de combattre. Pour cela, les préparations de *cannabis* sont très utiles, et nous avons pu, maintes fois, par leur secours, ranimer la vigueur morale et faire cesser le découragement inhérent à l'épuisement nerveux. Les douches froides, à percussion énergique, précédées d'une douche chaude ou d'un bain de vapeur, stimulent également l'atonie nerveuse de l'estomac. Nous leur préférons, pourtant, la ceinture de Priessnitz, formée d'une simple bande de toile mouillée recouverte de taffetas gommé et d'une ceinture-sangle. Les frictions et le massage sont enfin des moyens toniques et névrosthéniques de premier ordre, lorsqu'ils sont, toutefois, convenablement mis en œuvre (1).

Dans la plupart des dyspepsies, il faut supprimer l'usage du vin, qui tue la pepsine et entrave ainsi la digestion. Lorsqu'il n'y a pas de tendance marquée à la distension gastrique, nous le remplaçons par la bonne bière et les eaux gazeuses faibles ; mais, quand les aliments stationnent et fermentent aisément dans l'estomac, le maté chaud, peu sucré, constitue,

(1) Voir, pour détails sur la question des maladies de l'estomac (dont l'auteur de ce livre a fait l'objet de ses études particulières) : *L'Hygiène de l'Estomac*, par le Dr Monin ; *L'Hygiène des Riches*, etc...

alors, la boisson sédative et antiseptique par excellence. On doit aussi supprimer tous les aliments susceptibles de rancir dans l'estomac et de s'y acidifier, tels que les corps gras, la crème de lait, les pâtisseries, le bouillon ; et s'en tenir aux œufs, aux cervelles de veau, au poulet bouilli, au poisson frit, aux huîtres, au pain grillé et aux fromages faits ; en cas d'anémie, on ajoutera à ce menu un peu de pulpe de filet cru.

Evitons, surtout, d'abandonner trop tôt un régime qui fut salutaire ; ce n'est que par des transitions graduelles, que le dyspeptique peut, sans péril, faire son retour au régime normal. Ainsi que nous l'avons dit dans notre *Hygiène des Riches*, si les maladies de l'estomac offrent autant de rechutes, faciles et fréquentes, cela tient à ce que les malades se hâtent trop de délaisser le médecin pour revenir au cuisinier.

Les effets du régime sont bien plus constants et plus durables que ceux des médicaments. Au régime, il faut joindre l'action parallèle des agents physiques : car (ainsi qu'Hippocrate l'a parfaitement vu) l'homme ne peut, en mangeant, se bien porter s'il ne s'exerce, — la nourriture et l'exercice ayant des propriétés absolument opposées. Si, maintenant, quelqu'un me demande de quels aliments il doit user, je réponds d'ordinaire, comme faisait Ramazzini : je le renvoie à son estomac, plus capable que moi de lui donner, là-dessus, un bon conseil. Car rien n'est plus personnel plus égoïste, plus *ipsissime* (*autotatos*, en grec que ce viscère : *pylorus rector*.

XXXIX° CAUSERIE

SCENARIO GÉNÉRAL DE LA DYSPEPSIE

Les mauvaises digestions sont, je l'ai dit, le triste apanage de la plupart des arthritiques. Elles puisent principalement leur cause dans une altération chimique ou dans une insuffisance quantitative des sécrétions indispensables à l'acte digestif. De là, irritation de la muqueuse alimentaire par les aliments ingérés, fermentation anormale de ces derniers, et, comme conséquence, catarrhe gastro-intestinal. Ce n'est qu'à cette période, déjà avancée, de leur mal, que les dyspeptiques arthritiques viennent ordinairement nous consulter.

Alors, les secrétions gastriques sont déjà très augmentées ; il existe des crises de douleurs, trois ou quatre heures après le repas et des régurgitations acides : le malade se plaint de maigrir, de pâlir et surtout de *faiblir*, depuis quelque temps. L'estomac est dilaté, la peau sèche, le moral déprimé ou irrité. L'ingestion des féculents, du vin pur, des liqueurs, des graisses, l'usage du café et du tabac, les soucis et le travail intellectuel exagèrent notablement cette forme de dyspepsie, que nous rencontrons, couramment, dans notre clientèle.

On guérirait presque toutes les maladies, si l'on pouvait atteindre le trouble fonctionnel avant l'installation de lésions anatomiques, plus ou moins réfractaires aux agents médicamenteux. La négligence des malades, les retards qu'ils apportent à leur traitement rationnel, engendrent, à coup sûr, le plus grand nombre des maladies chroniques.

Pour soigner son estomac, il ne faut point attendre d'éprouver de vives et intolérables douleurs; il suffit de constater des digestions anormales, des gaz, des acidités, des vertiges, une lassitude marquée, des points intercostaux ou sous-costaux, des irrégularités dans l'appétit, de la lassitude, de la déchéance virile. Ces symptômes indiquent, en effet, la période d'atonie gastro-intestinale, dans laquelle la fonction seule est perturbée. N'attendez pas, pour les enrayer, une altération, peu remédiable, des parois organiques.

Sir Dyce Duckworth a parfaitement décrit, en son magistral traité de *la goutte*, cette forme spéciale de dyspepsie *acide*, ou par fermentation, si commune chez les arthritiques, qu'elle devient pour eux une cause fréquente d'insomnie. A la suite du moindre écart de régime, le malade est réveillé, vers deux heures du matin, par les opérations anormales de la digestion. Il reste éveillé presque toute la nuit et ne se rendort qu'au matin, avec le mal de tête et la bouche pâteuse. Certains aliments, variables suivant les individus, ont la propriété de susciter ce réveil *brutal*, quatre ou cinq heures après le repas. Pendant la jeunesse, remarque enfin l'excellent clinicien anglais, tous les aliments peuvent être digérés rapidement; mais à partir de trente ans, la sélection commence à se faire. Rien de plus exact.

Quant aux causes de cette *dyspepsie* des adultes, elles sont variables. Il y a, d'abord, le *catarrhe gastrique* (gastrite chronique des anciens), qui est une sorte d'indigestion latente, d'embarras gastrique habituel et continu. Le catarrhe consiste, anatomiquement parlant, dans une production abondante de mucosités, à la surface interne de l'estomac : on conçoit que cette production agisse à la manière d'un véritable vernis, qui annule toute secrétion *digestive* et transforme l'estomac en une sorte de réservoir inerte, ou tout au moins inactif.

La clef du traitement est dans l'interdiction de tous *ingesta* excitants, et notamment dans la suppression absolue du vin pur, des liqueurs et des assaisonnements épicés, qui ne sauraient qu'augmenter l'inflammation de l'organe. Nous commençons toujours la cure par un peu de poudre d'ipéca ; nous appliquons, ensuite, au creux de l'estomac, un petit vésicatoire ; nous prescrivons, enfin, un régime doux et mucilagineux, dont le lait coupé d'eau d'orge, les panades et les œufs à la coque, formeront, pendant une semaine environ, la base exclusive. Progressivement, ensuite, nous augmentons la force de l'alimentation par des prescriptions alimentaires successives.

Il faut modifier l'irritation muqueuse par des cachets absorbants et antiseptiques (craie, magnésie, phosphate calcique, salicylate de bismuth, etc.) dont le contenu pulvérulent vient s'étaler, à la surface interne de l'estomac, à la façon d'un véritable pansement modificateur.

La gastrite chronique s'accompagne, assez volontiers, de dilatation de l'estomac.

Alors, les malades souffrent surtout trois ou quatre heures après les repas ; ils éprouvent de la soif, des régurgitations acides, fétides et *rances*, accompagnées, parfois, d'impérieuses sensations de faim, auxquelles ils doivent bien se garder de succomber. Nous donnons, comme aliments de choix, le pain de gluten ou

le pain grillé, les viandes blanches braisées, les
légumes verts, les potages très épais, les marmelades de fruits et les bouillies de céréales;
comme boisson, du thé chaud peu sucré, en
petite quantité. L'œuf est un aliment, albumi-
noïde et phosphoglycérique, fort nourrissant
sous un petit volume : il est, à la fois, plas-
tique pour le muscle, respiratoire (le jaune
étant formé de corps gras) et reconstituant
pour la cellule nerveuse. Il convient donc à
ceux qui souffrent habituellement de l'estomac.
Mais, pour qu'il soit bien digéré, il importe que
le foie possède toute son intégrité : sinon,
l'œuf devient un aliment lourd et indigeste,
plus nuisible qu'utile.

Un certain nombre de dyspepsies sont causées par des modifications dans le chimisme
gastrique (excès ou défaut d'acidité). Les
écarts alimentaires, un régime vicieux et surtout l'alcoolisme doivent, fréquemment, être,
ici, mis en cause : en un mot, il s'agit du surmenage de l'estomac, commun dans notre existence à la vapeur.

Pour nous, ce sont les causes morales (émotions, excès, abus cérébraux, épuisement nerveux) qui peuvent revendiquer la part la plus large dans la production des dyspepsies. Les désordres nerveux atteignent l'estomac, non seulement dans son innervation et dans sa motricité, mais dans ses actes sécrétoires euxmêmes. La vie ordinaire en offre, d'ailleurs, des exemples passagers. Une lecture absorbante, une vive émotion, la présence d'un commensal antipathique, etc., exercent, sur l'acte digestif, une de ces actions *inhibitoires*, qui semblent absorber toute la vigueur musculaire et toute la puissance chimique de l'estomac.

Malgré la mauvaise qualité des digestions, il arrive assez souvent que l'embonpoint et l'appétit du malade sont relativement conservés. Mais le sang n'en est pas moins vicié, à la longue, par les sécrétions catarrhales et les fermentations putrides, dont l'estomac, irrité ou dilaté, devient le théâtre en quelque sorte obligatoire. Pour combattre cette auto-intoxication gastro-intestinale, il faut prescrire les laxatifs et les lavements, et l'usage interne des poudres désinfectantes et absorbantes (parties égales de charbon de peuplier pulvérisé, de magnésie décarbonatée et de salicylate de bismuth).

Les femmes qui souffrent de *métrites* rapportent, assez souvent, à leur estomac leurs désordres utérins : elles y rattachent les vertiges, le vide de la tête, la tristesse, la paresse d'esprit, l'incapacité de travail, la douleur pendant la digestion, le sommeil incomplet, non suivi de sensation réparatrice, l'impressionnabilité et l'irritabilité nerveuses, l'amaigrissement, la faiblesse, etc..., dont elles se plaignent constamment. Il y a en effet, échange de mauvais procédés entre l'estomac et l'utérus, surtout chez les personnes maigres, nerveuses, hystériques, dont les sympathies morbides sont si aisées à éveiller. J'ai remarqué aussi que les névralgies intercostales et l'oppression qui en dérive, tiennent, presque toujours, à de la dyspepsie flatulente et disparaissent par l'ingestion d'un verre d'eau alcaline chaude. Dernièrement, enfin, notre confrère, le D\u02b3 Zabé, attirait l'attention des médecins sur les dyspepsies qui dépendent de petites hernies ignorées, ombilicales surtout...

Pour rester sur le domaine de la pathologie féminine, l'anémie nous offre une variété de troubles d'estomac qui diffère notablement des autres dyspepsies. On observe alors, le plus souvent, un dégoût profond de la viande et des aliments ordinaires, tandis que subsiste une appétence marquée pour les mets acides : vinaigre, citron, cornichons, salades, etc.... Trousseau avait déjà attiré l'attention des praticiens sur ces symptômes : son génie observateur lui avait fait remarquer la nécessité de céder à ces idées de chlorotiques, l'estomac manifestant, disait-il, le besoin d'une acidité qui lui fait défaut et dont l'absence porte tort à son fonctionnement normal. Les recherches chimiques modernes, concernant le contenu de l'estomac, ont démontré l'absolue justesse de cette théorie : chez les jeunes filles chlorotiques, il y a *hypopepsie,* diminution d'acidité de la sécrétion gastrique habituelle.

Voici comment je traite, ordinairement, cette forme morbide : une heure avant chaque repas, je donne une cuillerée à soupe d'eau de chaux, additionnée de sirop de limons. Aux repas, je prescris le bouillon avec jus de viande, la bière bien faite, la cervelle au beurre noir, la langue à l'huile, la salade aux œufs durs, la volaille bouillie, le jambon cru, le macaroni à la sauce tomate, l'oseille au beurre, les nouilles, etc. Après chaque repas, je prescris une goutte d'*eau régale* dans un demi-verre de thé sucré. On échoue bien rarement avec ce traitement, accompagné, bien entendu, de la cure de la chlorose (fer, toniques, hydrothérapie, etc.).

Trop longtemps négligées dans leur diagnostic différentiel et traitées, conséquemment, de manière empirique, les maladies de l'estomac n'ont pu échapper (on le voit) aux incessants progrès de l'observation précise et de la médecine scientifiques. Grâce, surtout, aux études chimiques, dont l'école allemande s'est montrée l'ingénieuse instigatrice, la pratique commence, maintenant, à se débrouiller, à se désencombrer du fatras des formules aléatoires et infidèles, pour arborer des méthodes de traitement plus sûres et plus précises, je veux dire de ces méthodes qui ne frappent point, en aveugles, tantôt la maladie et tantôt le malade!

J'ai tâché, cher lecteur, de soumettre à votre appréciation quelques linéaments de cette hygiène thérapeutique rationnelle.

XL.º CAUSERIE

LE VERTIGE STOMACAL

Les troubles sympathiques de l'estomac sont connus depuis Galien, qui accuse la dyspepsie de produire l'oppression, le délire, les convulsions, la mélancolie. J'ai observé des sujets qui, après chacun de leurs repas, avaient comme les membres broyés et le cerveau vide. Que de gens de lettres ne peuvent travailler qu'à jeûn, incapables qu'ils sont de s'assujettir à rien de sérieux, à cause de leur dyspepsie *post prandium!* D'après Beau, la plupart des névroses dérivent de dérangements d'estomac : si la boîte crânienne contient le centre nerveux animal, l'épigastre est le siège du centre nerveux organique.

Parmi les troubles nerveux sympathiques le

plus communément liés à la dyspepsie, signalons l'oppression, qui va, parfois, jusqu'à imiter les suffocations angoissantes de l'*angine de poitrine*, mais qui, le plus souvent, ne dépasse guère en intensité la sensation bien connue de la *boule hystérique*. La toux *gastrique*, quinteuse, ferine, débute par un picotement au larynx, des bâillements, et s'accompagne de strangulation et de raucité vocale. On peut aussi signaler, comme phénomènes sympathiques dus au pneumogastrique : les palpitations, le hoquet, les névralgies intercostales, la somnolence et l'insomnie ; la migraine (neuf fois sur dix, d'origine gastrique, etc.) et le *vertige stomacal*, auquel nous voulons consacrer spécialement cette causerie.

Assez analogue au mal de mer, affectant parfois la forme d'une ivresse inconsciente (un malade me disait *n'avoir plus de tête*, aux moments de ses accès), le vertige stomacal a été connu, et même décrit, par les auteurs les plus anciens. Hippocrate parle de la défaillance qui fait cortège à la faim non satisfaite, de la débilité qu'éprouvent certains estomacs irritables et *pendulaires* lorsque s'écoule l'heure habituelle des repas. Arétée nous fait observer l'*ivresse sanguine* qui s'empare des sujets congestifs, lorsque (principalement pendant les ardeurs de l'été) ils gorgent de victuailles et de boissons leur garde-manger organique...

Ce sont là les deux formes cliniques (*ab inediâ* et *à crapulâ*) de *vertigo per consensum ventriculi,* que Trousseau n'a guère eu que la peine de rajeunir. Ce trouble cérébral dans la perception des objets, *à stomacho læso*, nous démontre ce qu'il y a de profonde vérité dans le mot de Bordeu : « Toute l'économie a faim, toute l'économie digère par l'estomac, » qui est le distributeur et le régulateur de la santé générale. Le vertige stomacal se caractérise par une sensation de tournoiement (quelquefois d'un abîme surgissant aux pieds du malade); il s'accompagne de tendances syncopales, de bluettes, de mouches volantes. Il survient, d'ordinaire, à la suite de bâillements, d'inclinaison ou de redressement brusque de la tête : il n'est point rare au lit, le malade étant couché; j'ai remarqué que tous ceux qui rêvent volontiers de précipices, de chutes d'un lieu élevé sont, plus ou moins, des dyspeptiques. Le vertigo *a crapulâ* s'accompagne de digestions laborieuses, de vide dans la tête, de cercle sur les tempes ; le *mal aux cheveux* des ivrognes est l'exagération de cette céphalée. Quant au *vertigo ab inediâ*, sa caractéristique est de s'atténuer, ou même de cesser immédiatement, par l'ingestion des aliments et des boissons.

Il est des estomacs auxquels certains aliments causent des accès vertigineux : Mme du Deffand était de ce nombre, et maudissait les fraises et la crème. L'un de mes clients a la susceptibilité des eaux minérales ; même faiblement gazeuses, elles provoquent, chez lui, l'apparition immédiate du vertige.

Les causes morales jouent un grand rôle dans l'apparition de ce symptôme, fréquemment lié aux efforts abusifs de l'attention, aux préoccupations morales et intellectuelles de tous ordres, au travail cérébral soutenu et prolongé. C'est là qu'il faut chercher l'origine et le secret de ces inanitions dyspeptiques, qui sont comme l'apanage des classes sociales éclairées.

Combien d'individus restent pauvres de nutrition, au milieu des richesses de leurs esprits et de leurs portefeuilles! Leurs misères viennent du système nerveux, surmené et épuisé, incapable de commander fructueusement à la physiologie organique.

Le vertige stomacal est, le plus souvent, lié à la dyspepsie *flatulente*, que Fréderic Hoffmann appelle, avec raison, dyspepsie *des lettrés*, parce que les lettrés ont coutume de détourner, au profit de l'énergie méditative, l'incitation nécessaire et destinée au tube digestif. Dans ces cas, qui sont, hélas! légion, combien les drogues agissent peu et mal, en regard de l'action puissante du régime et de l'hygiène! Pourquoi faut-il que les gens instruits soient si crédules envers les charlatans et si défiants vis-à-vis des vrais médecins? C'est là un point important de pratique que je me propose bientôt d'élucider dans un autre ouvrage, car je suis ennemi des digressions et j'aime bien *agere quod ago*, c'est-à-dire rester dans mon sujet.

Les médications qui m'ont le mieux réussi contre le vertige stomacal sont : l'hydrothérapie et les frictions, les vésicatoires au creux de l'estomac, et les amers et alcalins à l'intérieur (avant chaque repas, une cuiller à café d'un mélange de bicarbonate de soude et de poudre de colombo). L'exercice régulier doit toujours être recommandé, parce qu'il déplace l'irritation viscérale, en consumant, comme le dit Broussais, une activité superflue et en appelant les forces du côté de la nutrition et des liquides secréteurs, ces indispensables agents de toute chimie digestive régulière. La vectation, et surtout la navigation, le massage, les frictions et l'électricité représentent des exercices passifs, très suffisants dans l'espèce, et auxquels les dyspeptiques les plus paresseux, les plus *abou-liques*, les plus ancrés dans l'immobilisme musculaire, n'éprouvent aucune difficulté à se soumettre.

Quant au régime alimentaire, souvenons-nous du mot d'Alibert : « L'art de vivre est souvent l'art de s'abstenir. » Que de dyspeptiques entretiennent soigneusement leurs maux, faute de volonté pour éloigner de leur table ce qui leur fait mal ! L'*homo sapiens*, ô dérision !

est le seul animal recherchant avidement les condiments, les boissons fermentées, la bière après les repas, les apéritifs auparavant et le tabac dans les intervalles, tout ce qui entretient, chez lui, un catarrhe gastrique continu, qui le minera, de plus en plus, dès sa jeunesse. En matière de régime surtout :

> Chacun a son défaut, où toujours il revient :
> Honte ni peur n'y remédient.

Nous ne saurions tracer ici les règles diététiques du vertige stomacal, variables avec le genre de dyspepsie que ce symptôme accompagne. Chez les sujets nerveux, affaiblis, qui vivent surtout par le cerveau, on recommandera les viandes rôties, dégraissées, surtout le veau et les gallinacés, le poisson, la cervelle, les œufs frais, les bouillies de céréales, les aliments lactés ; les pâtes alimentaires, les carottes, artichauts, salsifis, choux-fleurs, citrouilles, navets, Ils éviteront le porc, l'oie, le canard, qui sont, selon Hippocrate, des aliments d'athlètes ; les poissons graisseux, comme l'anguille et le saumon ; le bouillon gras, les viandes bouillies, les fritures, les hachis, les ragoûts, les pâtisseries, les crudités en général. Ils boiront : à l'un des repas, un verre de vin blanc coupé d'un verre d'eau alcaline ; à l'autre, deux verres de bière *houblonnée*, médiocrement mousseuse.

Chez des névropathes et chlorotiques très affaiblis, dont l'appétit était nul, sujets à des vertiges et à des vomissements fréquents, j'ai souvent réussi à ranimer l'harmonie des fonctions digestives, par des lavements avec un mélange de 150 gr. de vieux bordeaux et 150 gr. de bon bouillon bien dégraissé : il va sans dire que le rectum devra être, préalablement, nettoyé et vidé par un lavement simple. C'est une méthode que je recommande énergiquement aussi aux gynécologistes, pour triompher des vomissements prétendus *incoercibles* des femmes enceintes.

XLIe CAUSERIE

DE LA GASTRALGIE

La gastralgie est, en quelque sorte, la névralgie de l'estomac. Souvent héréditaire, elle succède volontiers aux privations, aux irrégularités dans le régime. Elle est commune chez les chloro-anémiques, ainsi que chez les femmes dont la menstruation est irrégulière ou dont l'économie a été fatiguée par la grossesse et l'allaitement. Les sujets qui mangent précipitamment ou qui lisent en mangeant; les gloutons, qui avalent sans mâcher; les édentés, dont la mastication est, forcément, incomplète; les fumeurs exagérés, qui gaspillent leur secrétion salivaire, dont l'importance est capitale dans l'acte digestif (*prima digestio fit in ore*); toutes ces catégories aboutissent, fatalement, un jour ou l'autre, à la gastralgie.

Les trop longs intervalles mis entre les repas
nuisent au moins autant au jeu normal de l'estomac que les repas trop rapprochés. Ils ralentissent le cours de la bile et congestionnent le
foie. C'est aussi pour cette dernière raison que
les troubles digestifs sont si fréquents, dans
l'été et dans les pays chauds. Méfions-nous, à
ce propos, des boissons aqueuses abondantes ;
qu'elles soient chaudes ou froides, acidulées ou
aromatiques ; qu'elles s'appellent sirop, limonade, café, thé, bière ou lait, elles nuisent sou-
verainement au tube digestif ; elles attendris-
sent et rendent molle la muqueuse de l'estomac,
la font macérer, en quelque sorte ; lui enlèvent
sa tonicité normale, diluent le suc gastrique
et activent la sécrétion des mucus ; les souffrances gastralgiques qu'elles engendrent, pré-
ludent, fréquemment, au catarrhe de l'estomac,
complication sérieuse.

Rare chez les campagnards, la gastralgie
s'attaque surtout aux sujets sédentaires, dont
la mobilité nerveuse est l'un des caractères pro-
fessionnels ; aux artistes, aux gens de lettres,
aux financiers, dont les centres nerveux sont en

émoi permanent et qui ne sortent guère de leur contention d'esprit que pour aller faire d'autres infractions à l'hygiène. La brusque action du froid sur l'estomac pendant la digestion doit être aussi incriminée et il faut bien dire qu'elle n'est jamais aussi fréquente que dans la saison estivale. Le froid horripile, en quelque sorte, le tube digestif, arrête son travail, provoque la gêne respiratoire, la pesanteur épigastrique, les bouffées de chaleur au visage, les étourdissements et l'obtusion intellectuelle. Je n'insisterai pas aujourd'hui sur l'action des causes morales ou nerveuses : cette action est familière à tous mes lecteurs. Les contrariétés, la jalousie, la colère, entravent l'acte digestif : ne suffit-il pas que l'imagination nous évoque quelque souvenir répulsif, pour provoquer aussitôt une constriction de l'estomac, une sorte de gastralgie passagère ?

Le plus souvent, la gastralgie apparaît entre les repas ou aux débuts de la digestion : un malaise particulier, avec douleur sourde, une bizarre sensation de chaleur ou de froid intérieur, coïncidant ou non avec le gonflement du creux épigastrique : tels sont les symptômes de la forme morbide la plus bénigne.

Certaines personnes ont la sensation de fourmis ou d'animaux qui se promèneraient dans leur estomac. D'autres éprouvent des bâillements, des borborygmes, des vertiges. Enfin, la gastralgie revêt la forme, pénible et tapageuse, de crampes, surtout chez les femmes nerveuses et les jeunes filles anémiques; elle éclate, alors, comme une douleur vive, lancinante, névralgique, ordinairement calmée par la compression et le décubitus ventral. En dehors des accès, l'appétit est diminué ou exagéré, mais toujours dépravé et perverti; la digestion s'accompagne d'état migraineux, de battements de cœur, parfois même de pulsations épigastriques, que l'on a rattachées, à tort, à l'anémie, car elles ne sont que de simples oscillations musculaires, liées à la névropathie générale. La coexistence de la constipation et de l'hypocondrie avec la gastralgie est un fait signalé, enfin, par tous les observateurs.

Celui qui souffre de l'estomac, écrivait Celse, il y a près de deux mille ans, doit se promener, lire à haute voix, jouer à la balle ou faire des armes, afin d'exciter les parties supérieures du corps. Ce traitement par l'exercice est, encore aujourd'hui, l'un des meilleurs contre la gastralgie : que de crampes d'estomac n'ai-je point guéri, chez des jeunes filles, par la simple prescription des haltères! Je ne me charge pas d'expliquer exactement pourquoi cette activité musculaire et circulatoire, imprimée au thorax et aux membres thoraciques, devient victorieuse des troubles gastralgiques : ce qui est certain, c'est qu'elle se montre toute-puissante, surtout lorsque l'exercice a lieu au grand air. La gymnastique dite *de chambre* perd, dans l'air confiné, les trois quarts de ses vertus : nous avons déjà insisté sur ce point.

Le muscle est le fourneau des combustions vitales et le véritable régénérateur des nutritions défaillantes.

Le régime des gastralgiques sera, d'ordinaire, tonique et fortifiant : la viande rôtie, les légumes verts et le bordeaux coupé d'eau en formeront la base. Il faudra régler les heures des repas, tout en calmant les crampes et la pseudo-sensation de faim, par le moyen de quelques gorgées de lait cru additionné d'un peu de sirop diacode.

Parfois, l'éréthisme nerveux des gastralgiques s'accommode assez mal du régime tonique. Recourez, alors, pendant quelques semaines, à une diète légère, adoucissante et sédative : bouillon de poulet mêlé de lait, gelées de volailles ou de poisson, viandes blanches braisées, fruits cuits, bouillies d'orge et d'avoine : le tout réparti en quatre légers repas. Comme boisson, un verre, *au plus*, d'eau sucrée additionnée d'une cuiller à café de kirsch et d'autant d'eau de fleurs d'oranger, à chaque repas.

On combattra la constipation et la congestion du foie par les grands lavements de saponaire froide : on fuira, comme la peste, les purgatifs et vomitifs. Le bon fonctionnement de la peau diminue l'empire tyrannique de l'estomac sur l'économie humaine. Une dame vomissait, depuis trois mois, tous ses repas : Franck lui ordonna de manger au bain, et les vomissements cessèrent. On luttera contre l'hypocondrie, apanage des neurasthéniques et des demi-savants en médecine; on évitera la tristesse, la contention d'esprit et les orages passionnels. C'est là un précepte capital, qui montre la médecine « office de cœur plus que d'apothicairerie » : souvenez-vous que les esprits chagrins, les grincheux, les nostalgiques meurent fréquemment par l'estomac. Terminons en rappelant qu'*un bon régime* est seul capable de guérir les souffrances de cet organe, puisque l'aliment est, en somme, le pansement, véritable et naturel, de la muqueuse digestive endolorie.

Malheureusement, bien rares sont les médecins qui savent insister sur ce chapitre capital, la prescription diététique : ou bien, lorsqu'ils le font, c'est d'une manière incomplète et intransigeante, parce qu'ils appuient trop l'ordonnance sur les aptitudes de leurs propres estomacs et pas assez, hélas! sur celles de leurs clients. Chaque malade nouveau réclame une nouvelle étude et le libellé d'un régime nouveau...

XLII° CAUSERIE

AFFECTIONS DU FOIE

« Sur cent maladies, affirmait le grand Boer-
haave, il y en a à peine une où le foie ne soit
pas atteint. » Le génie de cet illustre médecin
avait pressenti le rôle que la médecine contemporaine, ressuscitant les vieilles formules de
Galien, reconnaîtrait, définitivemént, à la glande
hépatique pour l'entretien ou la genèse d'une
foule d'états morbides : *in hepate imprimis repe-
ritur labes.*

La physiologie démontre, en effet, que le
foie est, par excellence, la glande protectrice,
l'agent dépurateur de l'économie, l'organe vasculaire qui préside, sans trêve, au bon état du
liquide sanguin. Dès que le foie est touché, dès
qu'il a perdu un peu de sa virginité anatomique, l'ennemi morbide tient, en sa posses-
sion, les clefs de notre pauvre organisme.

Si le *principiis obsta* est le plus bel axiome de la médecine curative, il est indispensable que chacun puisse, de bonne heure, reconnaître et soigner une lésion du foie, avant qu'elle n'ait pris pied et imprimé sur nous ses traces indélébiles. La médecine préventive a toujours été, pour cette raison, le but et l'idée pratique de nos écrits, qui pourraient tous porter pour épigraphe : l'hygiène préserve de la médecine.

L'utilité de bien connaître les symptômes précurseurs des altérations du foie éclate d'autant plus que les lésions de cet organe sont plus insidieuses, plus sournoises : la veine-porte, disait Stahl dans un calembour célèbre, *est la porte de tous les maux*. Il aurait pu ajouter qu'elle est souvent une porte dérobée.

Mais revenons aux premiers signes dont nous parlons. Ils se rapportent surtout aux fonctions digestives : l'appétit devient capricieux et irrégulier; les digestions, moins faciles, s'accompagnent de lourdeurs d'estomac, de renvois gazeux, parfois même de nausées; les vêtements demandent à être desserrés pendant l'acte digestif. Bientôt, le malade constate que ses forces baissent; il trouve que son teint devient jaunâtre, surtout à l'angle externe des yeux et aux commissures des lèvres. La respiration est gênée, un peu anxieuse. Enfin, le sujet est en proie à un état de tristesse insolite : il se dégoûte de son travail; il perd le bien-être vital; il a, si vous le voulez, *mal à la vie*.

A un degré un peu plus avancé, les troubles digestifs vont s'accentuer; il survient, au réveil, quelques vomissements muqueux, parfois une petite toux sèche. La nuit est peuplée de rêves désagréables, avec un léger état fébrile qui se traduit par la sécheresse et la chaleur de la peau. Le malade déclare, à qui veut l'entendre, qu'il est plus fatigué au réveil qu'au coucher. Les troubles de la nutrition s'arrêtent là, d'habitude, lorsqu'il n'y a qu'un peu d'engorgement hépatique; mais souvent il arrive aussi que la gêne de la circulation abdominale se manifeste par des palpitations, des saignements de nez ou des hémorragies intestinales, avec alternatives de diarrhée ou de constipation.

Le Dr Poucel, de Marseille, signale, enfin, comme subordonnés à la congestion du foie :

les névralgies de la face, les vertiges, l'affaiblissement visuel et les troubles cérébraux par suite de l'insuffisante dépuration du sang (folie toxique). Nous-même avons observé, en bien des cas, des perturbations fonctionnelles de la peau, apparaissant sous forme de furoncle, d'eczéma, d'herpès, qui disparaissent dès que le foie, guéri de sa tuméfaction, ne déborde plus les fausses-côtes. Enfin, l'analyse des urines décèle presque toujours des traces d'albumine, indices de la profondeur du trouble nutritif encouru par l'organisme.

Négligé, l'engorgement du foie dégénère bientôt en une maladie confirmée de l'organe (coliques hépatiques, cirrhose, etc...) ou bien fait le lit au diabète, à la goutte, à l'albuminurie, aux obstructions viscérales de tous ordres. Il importe donc, de bonne heure, d'imposer silence au prélude de maladies chroniques si désastreuses.

Le régime du congestif hépatique doit consister en quatre petits repas journaliers, où les viandes blanches, les végétaux verts et les fruits cuits joueront le rôle principal. Éviter l'excès des œufs, des corps gras, des farineux, du sucre et des acides ; supprimer complètement le gibier, les viandes saignantes, le boudin, les cervelles, la charcuterie, les épices et les sauces savantes, la pâtisserie, le vin pur, le cidre, la bière et les liqueurs ; boire du thé léger, du vin blanc fortement mouillé d'une eau non calcaire, du lait coupé d'eau alcaline. Le lecteur trouvera, du reste, dans nos publications, le développement complet de ce régime, qui a pour but d'éviter toute cause d'irritation à la veine-porte, et, par ricochet, aux éléments de glande hépatique, ses vassaux directs (1).

A propos des corps gras, fréquemment nuisibles aux hépatiques, faisons une exception en faveur de l'huile d'olive, dont l'action alimentaire préserve certainement le foie des Italiens et des Espagnols, si réfractaires, pour cette raison, à notre cuisine au beurre et à la graisse.

Les moyens médicaux proprement dits qui réfrènent le mieux l'engorgement du foie sont :

---

1. Voir, notamment, notre ouvrage *L'Hygiène des Riches*.

les grands lavements froids, les bains alcalins
tièdes, les cataplasmes chauds, les douches
froides courtes, en jet, sur l'hypocondre droit.
Comme médicament, chaque matin 30 centigr.
d'iodure alcalin, dans une tasse de lait; avant
chaque repas, une solution contenant 5 milligr.
d'arséniate de soude et dix gouttes de teinture
de noix vomique. Le soir en se couchant, une
pilule avec 2 centigr. de podophyllin, 2 centigr.
de poudre de racine de belladone et 1 centigr.
de calomel.

On peut aussi remplacer cette dernière pilule
par une demi-cuiller à café de la fameuse poudre
dite de *Pistoïe,* qui fut, longtemps, un remède
secret, mais dont M. Chastaing est parvenu à
nous restituer la formule exacte : 50 gr. de
bétoine, 20 de bulbes de colchique, 10 de racine
de bryone, 10 de racine de gentiane et 10 de
fleurs de camomille, le tout finement pulvérisé.

Il faudra éviter l'air confiné et les vêtements
étroits (corset mal fait), faire, au grand air et au
soleil, des promenades prolongées ; recourir à
la natation, à l'équitation et au tricycle, que
nous considérons comme les exercices les plus

favorables à une bonne circulation abdominale.

Les femmes et les vieillards, ces prototypes du ralentissement nutritif, sont fréquemment la proie des affections biliaires. Il est certain que la grossesse, l'allaitement et les maladies uterines d'une part, et, d'autre part, la vie confinée et sédentaire, l'accumulation des soucis familiaux et du *tædium vitæ*, rendent compte, en partie, de ces prédispositions. Ce n'est pas pour rien qu'existe le proverbe : *se faire de la bile.*

Les constitutions *arthritiques*, qui ont trouvé dans leur berceau, ce capital héréditaire de la déviation nutritive, sont surtout marquées d'avance par le stigmate hépatique. La sobriété de toute la vie, jointe à une profession active, préserveront d'une catastrophe prématurée ces Damoclès, si communs dans notre bourgeoisie contemporaine. L'exercice continu donnera à leurs échanges nutritifs alanguis le coup de fouet indispensable. La sobriété les préservera d'un encombrement viscéral qui équivaut à un empoisonnement.

Que font, disait un ancien, les aliments entassés dans un garde-manger? Ils y fermentent et y pourrissent... Un excès de matériaux azotés et d'aliments excitants agira de même, dans les cellules vivantes de nos tissus. Excitées et enflammées d'une manière habituelle, ces cellules provoqueront bientôt, par un échange de mauvais procédés, l'auto-intoxication du sujet. C'est ainsi que les gros mangeurs s'empoisonnent, peu à peu, par leur appétit chronique et insatiable : ils creusent, suivant un mot de James Eyre, versifié par Regnard :

Ils creusent leurs tombeaux, sans cesse avec leurs dents

XLIIIᵉ CAUSERIE

LES VARICES

Les varices sont des dilatations permanentes des veines. Celles de certaines régions ont reçu des dénominations spéciales : *hémorroïdes* (varices des veines du rectum), *varicocèle* (varices des veines spermatiques). Quoique toutes les veines puissent être frappées de varices, on réserve, habituellement, ce nom aux plus fréquentes, qui sont celles des membres inférieurs.

Rares dans l'enfance, les varices se développent, surtout, de trente à quarante ans. Elles ont une prédilection pour les sujets voués à des travaux pénibles, à des marches forcées, à des stations debout très prolongées : c'est pour cette dernière raison que les varices sont si communes chez les typographes, les boulangers, les cuisiniers, les blanchisseuses.

La grande cause des varices, c'est, en somme, une cause *physique*, la pesanteur, contre laquelle l'action vitale ne lutte qu'imparfaitement, Vous savez tous, chers lecteurs, que les veines ont pour mission de ramener le sang au cœur : voyez comme celles des jambes se trouvent desservies dans cette mission par la station verticale! La preuve de ce que j'avance, c'est que les quadrupèdes n'ont, pour ainsi dire, jamais de varices...

Il existe aussi, dans l'anatomie humaine, certains anneaux fibreux qui traversent de gros troncs veineux et gênent ainsi notablement le cours du sang en aval. Enfin, diverses causes compressives (la constipation et surtout la grossesse) en comprimant les veines iliaques, jouent ainsi un rôle analogue dans la production des varices chez la femme. Les ceintures serrées pour faire fine taille, et les jarretières constrictives principalement, doivent être incriminées à cet égard. Rappelons ici que la jarretière féminine doit toujours consister en un simple caoutchouc vertical, fixé au corset : il faut rejeter tout lien circulaire, au-dessous comme au-dessus du genou.

Existe-t-il pour les varices une disposition constitutionnelle? Sans admettre la diathèse variqueuse des anciens, je crois avoir observé, d'une manière certaine, que les sujets arthritiques et herpétiques présentent, pour l'état variqueux, une véritable vocation. Les anthropologistes nous signalent aussi certaines dispositions ethniques : rares chez les nègres, les varices sont plus communes chez les Normands et les Germains que chez les Gaulois et chez les Celtes.

Il y a trois degrés dans les varices. Ce sont, d'abord, de simples lignes bleuâtres, un peu plus dessinées, ampullaires et flexueuses que ne le sont les veines normales. Au deuxième degré, les flexuosités et l'élongation sont bien autrement visibles ; les parois veineuses s'épaississent et la circulation s'y trouve gênée, comme si elle se faisait par des tubes inertes. Au troisième degré, l'altération fibreuse est encore plus marquée ; il existe alors des dilatations volumineuses et mollasses, dans l'intérieur desquelles le sang se trouve particulièrement coagulé (*phlébite* chronique).

Les varices sont très gênantes pour la marche, à cause des gonflements des pieds qu'elles sollicitent, avant même d'avoir atteint une expansion considérable. C'est surtout en été, à cause de la congestion veineuse, que les membres variqueux sont lourds et douloureux à supporter. Aussi, les varices un peu prononcées exemptent leur porteur du service militaire actif. D'ailleurs, les complications d'hémorragies, de phlébites et surtout d'ulcères variqueux sont toujours menaçantes pour celui qui persiste à continuer une vie d'exercice, sans consentir au repos, qui est la base du traitement des varices.

L'ulcère variqueux débute, ordinairement, par une sorte d'eczéma, qui creuse peu à peu en profondeur ou, plus souvent, qui s'agrandit par le grattage. De même que l'herpétique est prédisposé à l'atonie vasculaire, de même il l'est aussi à la vulnérabilité de la peau. L'ulcère variqueux est donc, chez le diathésique, l'indispensable compagnon des varices. Cette complication s'enraie, d'ailleurs, facilement, au début du moins, par le repos complet au lit et les pansements, pratiqués tous les quatre ou cinq jours, au moyen des bandelettes de sparadrap imbriquées, suivant la méthode de Chassaignac. C'est encore (pour rabaisser un peu l'orgueil de l'antisepsie triomphante) ce que l'art médical a trouvé de mieux comme pansement efficace et rapide des ulcères variqueux,

Pour éviter les complications, ulcéreuses ou autres, le variqueux devra, autant que possible, éviter la station verticale prolongée. Lorsqu'il pourra étendre ses jambes dans la position horizontale, qu'il en profite pour appliquer, sur ses varices, une bande roulée, imbibée d'une solution aqueuse étendue de perchlorure de fer; ou bien encore, à l'aide d'une pommade composée de 2 gr. de chlorure de baryum pour 30 grammes de lanoline camphrée, il pratiquera, de bas en haut, des onctions, une sorte de massage. Enfin, pour combattre la disposition générale aux varices, rien ne vaut l'extrait d'hamamelis, à la dose de trois cuillerées à soupe par jour dans un peu d'eau sucrée.

Dans l'intervalle de ce traitement, le variqueux *debout* devra toujours porter un bas élastique, exerçant, de bas en haut, sur les veines, une pression continue. Si cette compression est mal supportée, on aura recours alors au bas en peau de chien lacé, plus clément pour les épidermes sensibles. Avec ces appareils, les varicosités, *contenues,* restent, pour ainsi dire, toujours au premier degré, stationnaires, sans aucune complication possible, protégées contre les chocs, assurées contre toute rupture.

Que faut-il penser de la cure radicale par la chirurgie? Elle a été bien des fois tentée, par des méthodes diverses, sans avoir jamais été suivie de bien merveilleux résultats. Cela se conçoit, si l'on songe à la solidarité qui unit tout le réseau veineux : vous guérissez une varice, il en naît de supplémentaires.

Souvent, les membres inférieurs sont variqueux sans aucune apparence de veinosités superficielles. Le mal occupe, alors, les veines profondes : Verneuil affirme même que c'est là le début constant des varices. Quoi qu'il en soit, cet état se reconnaît par une augmentation du volume du membre, qui est comme empâté au toucher; la peau est le siège de marbrures, d'une sorte de piqueté jaunâtre caractéristique, indice de la gêne circulatoire.

La pesanteur des jarrets et des mollets est constante; les pieds gonflent pendant la marche; il existe des tendances aux engourdissements et aux crampes, ainsi qu'aux démangeaisons et aux sueurs locales. Tous ces symptômes fonctionnels s'amendent ou disparaissent par le *décubitus* horizontal. Les varices profondes sont très sujettes aux ruptures soudaines, sans qu'il soit besoin, pour cela, d'un effort violent; ces ruptures (qui ont reçu le nom imagé de *coups de fouet*) sont suivies d'épanchement sanguins profonds, qui réclament souvent plusieurs semaines d'immobilité pour leur résorption définitive.

Dans toute affection variqueuse, il faut entretenir la vitalité et la propreté exquise de la peau par des lavages, matin et soir, avec l'eau vinaigrée tiède ou l'eau chargée d'alun. Lorsque les varices sont très développées, il faut éviter une compression élastique trop énergique, qui, refoulant vers le cœur et les gros vaisseaux une trop grande quantité de sang, peut provoquer des étouffements et des accidents congestifs.

XLIVᵉ CAUSERIE

LA MORPHINOMANIE

Je n'insisterai pas, ici, sur les symptômes de la morphinomanie, connus de tous mes lecteurs. On sait qu'après une excitation, fugace et transitoire, de la vitalité nerveuse, surviennent une tolérance inusitée, une accoutumance rapide, qui forcent l'empoisonné à augmenter, considérablement et sans cesse, les doses de son toxique habituel, jusqu'à ce qu'il soit conduit, au milieu des tortures physiques et morales les plus prononcées, au marasme organique, à la démence et à la mort. En somme, l'esclavage de la morphine se résume en deux phases : éphémère volupté, supplice durable.

Guimbail a parfaitement saisi, et délicatement développé les désordres émotifs, le dédoublement de la personnalité, l'automatisme passionnel, qui caractérisent les morphinomanes ; les pratiques raffinées et les ruses qu'ils emploient pour tâcher de ressaisir le bonheur perdu des premières piqûres, irrémédiablement émoussé par l'habitude. Je ne connais point de plus infernal tableau que celui des indicibles supplices qui font cortège à l'abstinence volontaire ou forcée du poison chéri, devenu besoin vital : c'est là une inanition plus terrible mille fois que la fièvre d'Ugolin (1).

---

1. Dr Guimbail. *Le Morphinisme*. Baillière, édit.

Que de chemins conduisent à la, morphine !
Saviez-vous qu'il existât des enfants intoxiqués
à leur naissance, dans les entrailles maternelles,
et condamnés à mort aussitôt, si l'opium ne
vient soutenir leurs premiers pas dans la vie?
Vous connaissez assurément le prosélytisme
étrange des morphinomanes : ces renards à la
queue coupée usent, pour vous entraîner à la
funeste piqûre, de la persuasion la plus éloquente et la plus suggestive. Ils recrutent, du
reste, aisément leurs victimes parmi les névropathes, âmes de gaze et de dentelle, et surnu
méraires obligés de toutes les folies passion-
nelles !

Celui qui a soif d'une excitation ébrieuse,
d'une exaltation artificielle d'énergie; celui qui
se laisse posséder par le lâche besoin de ne plus
souffrir; celui-là est marqué, d'avance, par la
fée Morphine. Une première piqûre lui confère
la force factice qu'il réclame, satisfait sa curio-
sité, son besoin de nouveau, son prurit d'imitation : parfois, il y trouve même ce sentiment
de bien-être parfait, de béatitude intime, *de vie
en rose*, ce paradis sur terre, promis ou rêvé,

le *pharmakon népenthès* des Grecs, la panacée de la douleur humaine. Sa cellule nerveuse se trouve en état de jubilation vitale... : mais cet état ne durera pas longtemps. Bientôt, quel triste revers !

Il est des sujets qui présentent pour la morphine plus qu'une appétence, une véritable attraction, comparable à l'affinité chimique. Ces *prédestinés* sont les névropathes, les dégénérés héréditaires, les hystériques et, en général, tous les tarés, tous les épuisés du système nerveux. Une sorte de fascination automatique, sinon fatale, les conduit et les ramène vers la piqûre, par une obsession angoissante et irrésistible. Que ce soit un hypocondriaque en quête d'un bien-être physique vainement poursuivi ; un forçat du travail cérébral, cherchant l'excitation intellectuelle ; ou bien un surmené des plaisirs mondains, espérant, pour son *sensorium* blasé, une acuité nouvelle, le résultat est toujours le même : le terminus inévitable a noms : empoisonnement, folie, horrible mort !

Pour le législateur, toute provocation à la morphine devrait être assimilée à un attentat contre la volonté, à un empoisonnement du sens moral, à une perversion totale de l'être moral. Il est grand temps que les tribunaux cessent d'inscrire comme excuse légale cette aliénation volontaire, féconde en impulsions délictueuses ou criminelles de tous ordres ; il est temps que la loi cesse de considérer comme valables des testaments ou des contrats rédigés par des morphinomanes confirmés. Ce sont là mesures défensives, que la Société a parfaitement le droit de prendre contre un fléau morbide *évitable*, qui menace trop gravement sa stabilité et son avenir. Il importe aussi de recommander aux médecins la plus grande circonspection dans le maniement d'une arme si dangereuse. Il faut, enfin, réglementer sévèrement la vente du poison. Pour ce qui est de la séquestration, de l'internement, bien qu'ils soient seuls capables d'assurer la guérison du morphinomane, on ne saurait, sans abus, les rendre obligatoires, dans les cas, nombreux, où le malade est conscient, lucide et sans délire.

Sauf des récidives faciles et fréquentes, la guérison de la morphinomanie est très possible,

20.

neuf fois sur dix ; mais elle n'est possible que dans une maison de santé ; car la cure a pour base essentielle et solide l'isolement, cette diète de l'âme. Pour éviter le mélange néfaste des aliénés et des morphinisés, il y a longtemps que les Allemands d'abord, les Américains et les Anglais, ensuite, ont construit des maisons spéciales pour morphinomanes. Il n'en existait point, jusqu'à ce jour, en France ; et nous devons savoir gré à notre savant confrère, le docteur Guimbail, d'avoir songé à combler, dans la région parisienne, cette regrettable lacune, déplorée de tous les praticiens soucieux du bien-être et de l'avenir des malades confiés à leurs soins.

Parmi les agents qui concourent, le plus efficacement, à la guérison de la morphinomanie, signalons surtout l'hydrothérapie, les frictions, le massage et l'électricité, puissants modificateurs des procès nutritifs ; les bromures, le chloral, l'alcool, la caféine, la noix de Kola, la strophantine et la spartéine, qui sont, tous, des médicaments toniques du cœur ou corroborants du système nerveux. J'ai employé, avec succès, dans deux cas, un mélange d'élixir parégorique, teintures de jusquiame, ergot de seigle et chanvre indien : il est vrai qu'il s'agissait de cas peu graves. Pour les morphinomanes très accentués, chez lesquels la suppression brusque du poison chéri entraînerait un *collapsus* mortel, je recommanderai, appuyé sur l'autorité incontestée du docteur Guimbail, les injections sous-cutanées de phosphate de codéine. La suggestion hypnotique est parfois utile et ne doit jamais être négligée, lorsqu'elle est possible.

Mais il serait grand temps, surtout, de songer à la prophylaxie so   de cet empoisonnement passionnel et volontaire. Car ils font parler d'eux, depuis quelque temps, les morphinomanes. Ils délaissent la chronique médicale pour envahir, graduellement, le roman, les faits divers et défrayer les tribunaux ou la chronique galante. L'empoisonnement passionnel ne se limite plus à quelques individualités éparses ; il menace de devenir un véritable fléau social, qui surajoute ses dangers et ses douleurs d'Orient aux infirmités et au déséquilibre dont souffre notre caduque civilisation occidentale. La morphinomanie est, chez nous, un mal d'autant plus grave, qu'elle frappe, par sélection : d'une part, les plus nobles intelligences, le dessus du panier cérébral, si l'on peut dire ; et d'autre part, l'aristocratie de l'argent, qui cherche, dans une volupté malsaine, un remède au désœuvrement d'une existence vide et inutile(1).

XLVᵉ CAUSERIE

LE DIABÈTE ET SON TRAITEMENT

Si nous revenons, volontiers, dans nos écrits, sur cette question qui a, passionnément, été l'objet de nos études de prédilection, c'est que le diabète nous apparaît comme une maladie de plus en plus fréquente. On dirait presque que cette maladie a supplanté la goutte, tant on

---

1. Voir, sur la morphinomanie : *Les propos du Docteur*, par le Dʳ E. Monin. Voir aussi *L'Hygiène des Riches*, du même auteur, et le livre remarquable du Dʳ Pichon (Dentu éditeur).

rencontre, aujourd'hui, en France, de moins en moins de goutteux et de plus en plus de diabétiques !

Si l'on meurt peu du diabète lui-même, en revanche, on meurt beaucoup des complications variées que, mal soigné, il attire et sollicite, du côté des poumons, du cœur, et du système nerveux principalement (*coma* diabétique), sans parler des anthrax, des gangrènes et des érysipèles, accidents aussi graves que fréquemment déterminés par un diabète inconnu ou négligé ! Il faut même savoir que le diabète n'est pas rare chez l'enfant : il débute ordinairement, chez lui, par de l'incontinence d'urine et comporte généralement, au rapport du savant Frerichs, un pronostic fatal...

Chez l'adulte, il est, aujourd'hui, prouvé, que le diabète le plus bénin, lorsqu'il n'est pas, de bonne heure, modifié par le régime, devient capable d'entraîner les plus graves complications.

C'est d'ailleurs, le régime, qui reste, pour le médecin, le critérium le plus sûr, dans la question de savoir si le malade est, ou n'est pas, en danger de mort. Lorsque le régime se montre *très efficace*, c'est-à-dire lorsqu'il suffit que le malade s'y soumette sévèrement, pendant quelques jours, pour observer immédiatement la disparition ou la diminution considérable du sucre urinaire, le médecin peut alors proclamer qu'il s'agit d'une forme *bénigne*, et que le sucre *en fuite* provenait principalement des aliments ingérés. Au contraire, dans la forme grave (précédée ou accompagnée, d'ailleurs, d'un précoce amaigrissement), bien insignifiante se montre l'action du régime le plus strict : dans ces cas-là, le sucre éliminé est produit au détriment de la composition intime du sang. Le diabète est, alors, lié aux altérations les plus graves du système nerveux ou du pancréas : il apparaît comme une de ces formes de déviations nutritives, contre lesquelles la médication la plus intelligente devient lettre morte, et demeure même, le plus souvent, impuissante *à retarder* l'heure fatale.

Quinquaud a pu étudier, expérimentalement, l'action de deux médicaments célèbres contre cette maladie : le bicarbonate de soude et l'arsenic. Il a trouvé que le sel alcalin était bien peu actif, et que l'arsenic, au contraire, réussissait, assez constamment, contre le diabète. Nous voudrions bien voir notre savant maître étudier, expérimentalement, sur les animaux, l'action du permanganate de potasse, qui, pour nous, est le meilleur anti-diabétique connü (1).

Les expériences du laboratoire s'unissent aux observations journalières des malades, pour exalter la puissance influence d'un régime approprié, contre la déperdition du sucre. Le point capital du traitement du diabète réside dans l'interdiction absolue du sucre et des mets sucrés, et dans la restriction énorme des *féculents* et des farineux. La base du régime est l'alimentation *carnée* et *graisseuse*, à laquelle on adjoint le fromage, les œufs, le beurre et les huiles, et tous les légumes verts, à l'exception de la betterave, des carottes, des navets et des artichauts cuits.

La graisse joue un rôle indispensable, dans le régime anti-diabétique, non seulement parce

---

1. Voir *Le Traitement du Diabète*, par le Dr E. Monin (Soc. d'édit. scient.).

qu'elle lutte contre la maigreur, grande ennemie du malade, mais surtout parce qu'elle supplée à l'absence du sucre et des féculents, pour fournir à l'économie humaine la quantité chimique de carbone, indispensable à ses combustions de chaque jour. On recommandait naguère (et je m'en accuse comme les autres!) l'usage interne de la glycérine, comme d'un hydrocarbure reconstituant, aliment respiratoire donnant, de plus, au diabétique l'illusion du sucre. Les expériences de l'illustre spécialiste allemand Seegen ont prouvé, récemment, que le sucre urinaire peut parfaitement se former aux dépens de la glycérine. Il faut donc l'interdire, comme poussant plutôt au diabète que restreignant les symptômes de cette maladie.

La question du pain est l'une des plus ardues, dans l'hygiène du diabète. Il faut la trancher par un accommodement, comme l'on dit, avec le ciel. Cent vingt-cinq grammes par jour de mie de *pain de ménage* rassis ne sont nullement nuisibles : on y adjoindra cent vingt-cinq grammes de pommes de terre bouillies. Cette prescription est bien préférable au pain de gluten du commerce, contre lequel nous avons, maintes fois, crié méfiance : car il renferme, habituellement, de 20 à 50 p. 100 d'amidon, et l'on ne saurait donc le prescrire sans en limiter l'usage.

Toutes les viandes, volailles et gibiers, sont bonnes aux diabétiques, ainsi que les poissons, batraciens et crustacés. Je n'excepte que le foie des animaux et les mollusques ingérés en excès : j'ai remarqué, plusieurs fois, que la trop large ingestion des huîtres est plutôt nuisible qu'utile dans le diabète. Les malades doivent, du reste éviter de manger *trop salé*, pour ne pas augmenter leur soif. Comme boissons, les meilleures sont : le bordeaux, deux fois coupé de décoction de quinquina ; les infusions chaudes, légères et non sucrées, de café, thé, maté, kola, etc., aliments anti-déperditeurs, agents organiques d'épargne extrêmement utiles. Il faut interdire le *lait*, le vin pur, l'alcool, la bière et les boissons gazeuses; on peut permettre la crème et le petit lait; on devra défendre *sévèrement* l'usage des fruits, sauf les fruits huileux; recommander, enfin, aux malades de bien

mâcher et de manger lentement. Au besoin,
l'usage d'un dentier prothétique, et le fréquent
rinçage buccal obligatoire, avec l'infusion de
menthe poivrée additionnée de chlorate de
potasse, devront figurer sur les ordonnances.

Un exercice régulier de tous les jours, la vie
en plein air, le bon fonctionnement de la peau,
assuré par des frictions bi-quotidiennes et des
bains hebdomadaires, compléteront, enfin, les
indications curatives.

Que de fois, par ces simples prescriptions, le
médecin n'est-il point capable d'arrêter, dès
son debut, l'évolution d'un mal qui, pris trop
tard, ne pardonne point! Combien de morts
prématurées la science pourrait-elle éviter, si
l'homme de quarante ans savait se méfier de la
sédentarité, des soucis et de la fatigue cérébrale,
qui minent sourdement les santés les plus
robustes; éviter les périls d'une alimentation
surabondante, améliorer, enfin, dès ses premiers
troubles, une digestion défectueuse..., en con-
sultant (pour tout dire), un médecin bien au
courant de ces graves questions, essentiellement d'actualité.

XLVIe CAUSERIE

L'HYGIÈNE DU VIEILLARD

La période rétrograde de la vie humaine, l'âge de déclin ou *d'involution*, la vieillesse, a besoin des prévenances spéciales et des soins assidus de l'hygiène. Par l'unité de la vie et la régularité des habitudes les plus conformes à la santé, nous pouvons, certainement, retarder l'heure de l'insénescence et de la caducité. Pour cela, modérons l'intensité de notre vie à la vapeur ; combattons l'arthritisme et surtout l'alcoolisme, qui engendrent la précoce sénilité ; cherchons, par l'air pur et par la lumière vivifiante du soleil, à enrichir notre sang, à empêcher les régressions nutritives, inséparables de l'âge, à augmenter, en un mot, notre capacité vitale. Fuyons les écarts de régime et les vicissitudes atmosphériques ; observons une sérieuse hy-

giène vestimentaire, pour obvier à la déperdition du calorique dans la machine humaine
vieillie ; exerçons nos muscles, pour enrayer
l'atrophie organique ; soignons, enfin, notre
peau, soupape de sûreté de l'économie animale.

On le voit : l'hygiène est la seule méthode
capable de développer l'appétit de la vieillesse,
de même que vieillir est, comme le disait
Auber, la seule méthode que l'on ait encore
trouvé pour vivre...

L'indigestion est l'irréconciliable ennemie du
vieillard. Celui-ci doit donc s'efforcer de suivre
un régime alimentaire sobre et régulier, dont
tout aliment lourd et échauffant sera impitoyablement proscrit. Les poissons légers et
les viandes blanches, le poulet principalement ;
les œufs frais, le pain bien cuit, le vin et la
bière pris avec modération ; l'abstinence des
graisses et des substances farineuses et flatu-
lentes : voilà, en résumé, le régime rationnel de
la vieillesse. Parmi les légumes, il faut préférer
ceux qui sont capables d'alcaliniser le sang (épinards, pommes de terre) et de l'enrichir en
principes martiaux (lentilles, chicorée, laitue,

artichaut, céleri), Les fruits bien mûrs, et surtout le raisin et les fraises, sont excellents, principalement au point de vue de la liberté des
excrétions alvine et urinaire. On ajoutera aux
aliments des doses modérées de thé et de café,
qui ébranleront favorablement le système nerveux affaibli et stimuleront la circulation pares-
seuse.

Le tube digestif, d'où partent volontiers les
menaces de *congestions* (par lesquelles succombent tant de vieillards), le tube digestif devra
être l'objet de soins minutieux et attentifs (traitement de la constipation et de l'embarras gastrique habituel).

L'exercice doux mais régulier, au grand air,
est indispensable à tout âge, mais surtout dans
la vieillesse. C'est pour cela que les climats
d'hiver sont si favorables aux vieillards, qui
peuvent ainsi fuir l'air confiné, néfaste, de leur
logis, et bénéficier, dans un milieu tempéré, de
la vie à la campagne. Rien ne peut remplacer
l'oxygène, cet incomparable aliment vital : lui
seul, en activant le soufflet respiratoire, forgera
une riche hématose et restreindra la *veinosité*

du sang, qu'empoisonnait une dépuration insuffisante. Quant à l'exercice, il est le plus sûr remède à la torpeur digestive : *Bien marcher et bien mâcher*, voilà dit Bocquillon, le secret pour vivre longtemps. Disons, en passant, que la bonne mastication du vieillard ne saurait être assurée que par l'aide d'un dentier prothétique.

Pour empêcher le vieillissement de la peau et revivifier cet important organe, dont la nutrition tend à s'abaisser, il faut recourir à de fréquents bains tièdes, à des frictions journalières, à du massage, au régime vestimentaire de laine, *fréquemment renouvelé* : car, dans les vêtements propres et frais, réside, selon le mot de Joubert, une sorte de jeunesse, dont la vieillesse doit s'entourer. En soignant la peau, on évite, d'abord, le *prurigo senilis*, énervant et grave par l'insomnie qu'il entraîne ; on rend aussi cet organe moins susceptible aux refroidissements et aux courants d'air. La peau est, non seulement le vicaire du rein (cet organe qui a tant besoin de déplétion et de santé, dans la vieillesse) ; la peau est aussi le

vicaire du poumon, souvent catarrheux et prédisposé à la pneumonie et à la bronchite suffo-
cante. Eh bien! en augmentant l'activité
cutanée, vous endurcissez tout l'organisme aux
vicissitudes météoriques, trop communes en
nos climats; vous prenez une véritable assu-
rance contre les coups de froid et contre les
fluxions de poitrine mortelles qu'ils engendrent.

L'homme âgé doit fuir l'isolement et la tristesse, mais éviter, à la fois, les émotions vives,
les impressions morales violentes et principalement la colère, agent provocateur de l'apo-
plexie. Par le fait de la vieillesse, il faut savoir
que le système circulatoire, profondément
modifié dans sa structure, ne possède plus la
résistance normale. La sénilité du cœur et des
gros vaisseaux est due à une sorte de pétrifica-
tion; en incinérant des cœurs de vieillards com-
parativement à des cœurs de jeunes gens, Mar-
tens a prouvé que les sels calcaires s'y ren-
contraient dans la proportion de 5 à 2. C'est
ainsi que faiblit, à un âge avancé, la contracti-
lité circulatoire. En portant des verres convexes

faibles, la plupart des personnes âgées peuvent se livrer, sans fatigue, à la lecture, distraction intellectuelle modérée qui s'applique merveilleusement à l'hygiène du vieillard, surtout lorsque (chose fréquente) il est obligé de garder la chambre. Au point de vue du logement, conseillons, si l'on ne peut opter pour la vie à la campagne, les quartiers les moins populeux de la cité. Loin du bruit et du mouvement, dans un appartement sis au levant ou au midi, à un étage moyen (fuir également les rez-de-chaussée humides et les cinquièmes éreintants pour le cœur), le vieillard mènera une existence paisible et régulière, conservant, autant que possible, l'activité organique et intellectuelle qui garantissent la vie normale et la santé. Il s'efforcera de vivre avec des gens qui n'engendrent point la mélancolie : car (ainsi que le dit Descuret) « l'homme gai ne pèse point son âge. »

Au sujet de l'hygiène sexuelle, nous renverrons nos lecteurs à notre ouvrage *L'Hygiène des Sexes*. Disons seulement que les vieillards devraient bien savoir renoncer, sans regret, à tout ce qui n'est plus de leur âge, et imiter Sophocle, qui avait quitté avec plaisir l'Amour, disait-il, comme on fuit un maître sauvage et furieux. On a souvent comparé le vieillard à un malade : cela peut être excessif; mais on peut assimiler, sans forcer la note, la vieillesse à une convalescence. Eh bien! autorisons-nous les distractions érotiques chez les convalescents? Pas plus qu'eux, le vieillard n'a de forces en réserve : il doit s'en souvenir, s'il veut éviter le triste sort de ceux qui, insoucieux des lois de la physiologie, succombent, tous les jours, victimes de la Vénus sénile.

Une existence gagnera toujours en durée ce qu'elle perdra en intensité. Tel est le théorème que feront bien de méditer ceux qui tiennent encore à cette vie de misère... Autrement dit, usons, mes frères, n'abusons pas :

Et que, comme nos poils, blanchissent nos désirs!

Il n'est pas, d'ailleurs, un seul vieillard qui, de bonne foi, ne donne, volontiers, ces conseils aux jeunes gens. Il est vrai que les conseils de la vieillesse sont comme le soleil d'hiver : *ils*

éclairent sans échauffer, a dit fort justement
Vauvenargues :

> Le crâne du vieillard est comme une sébile
> Pleine de cendre noire : au fond du vase, dort,
> Feu sacré, mais éteint, un peu de poudre d'or :
> Ce sont les souvenirs de ses jeunes années,
> Mortes à tout jamais, à tout jamais fanées !

FIN

TABLE DES CAUSERIES

Pages.

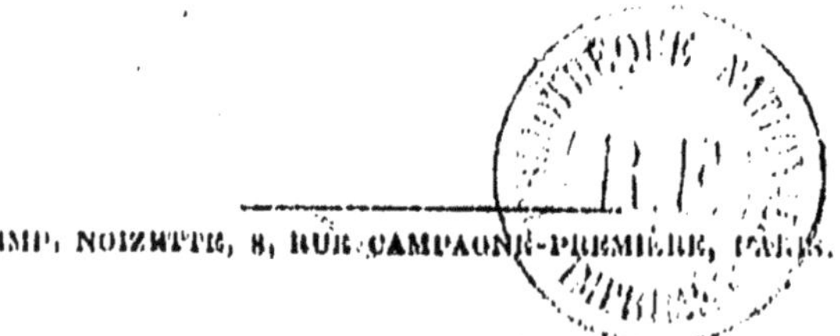

IMP. NOIZETTE, 8, RUE CAMPAGNE-PREMIÈRE, PARIS.

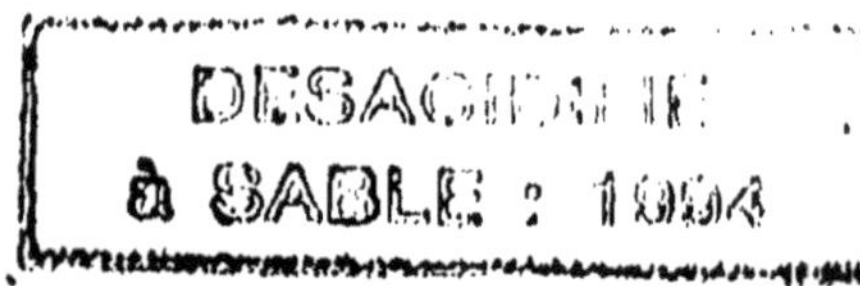

9 782013 601146